GU Kompass
Reflexzonen-Massage

Beschwerden von A–Z sanft behandeln
Einfache Anleitungen zur Selbst- und Partnermassage der Fußzonen

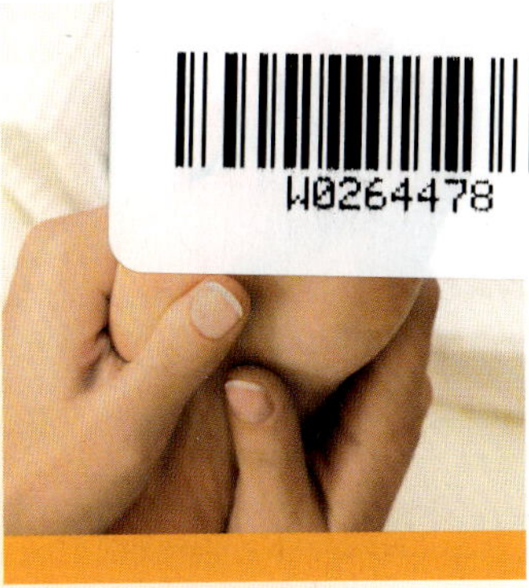

Ein Wort zuvor

Ursprünglich war die stimulierende Massage der Fußzonen eine Selbstverständlichkeit – einfach deshalb, weil unsere Ahnen überwiegend barfuß unterwegs waren. Das trifft heute zwar nicht mehr zu, dafür wissen wir über die Reflexzonen der Füße inzwischen so viel, dass wir die Reflexzonen-Massage ganz gezielt und wirksam einsetzen können.

Die Reflexzonen-Massage eignet sich hervorragend, um zu entspannen und zu regenerieren. Sie ist ein bewährtes Mittel, um unsere Lebenskraft zu vergrößern und unsere Selbstheilungskräfte zu aktivieren. Dadurch können wir Gesundheit und Wohlbefinden in eigener Regie und Verantwortung steigern. Vor allem deshalb wird die Reflexzonen-Massage von immer mehr Menschen erfolgreich zur Gesundheitsvorsorge und bei vielen alltäglichen Beschwerden eingesetzt.

Dieser Kompass informiert Sie zunächst über die wesentlichen Grundlagen der Reflexzonen-Massage an den Füßen. Sie erfahren alles Wichtige über die richtige Technik bei der Selbst- und Partnerbehandlung. Im Beschwerdeteil finden Sie verständliche Anleitungen zur Massage bestimmter Fußzonen, die sich bei Alltagsbeschwerden bewährt haben. Wenn Sie die Reflexzonen-Massage als ergänzende Therapie zu einer schulmedizinischen Therapie einsetzen wollen, sprechen Sie vorher mit dem behandelnden Arzt!

Dieses Buch will einen Beitrag dazu leisten, dass immer mehr Menschen verantwortungsvoll auf eigenen Füßen stehen und auch Hand anlegen können, wenn es um ihre Gesundheit geht.

Franz Wagner

INHALT

Gesundheit durch Berührung

Die Reflexzonen-Massage hat eine jahrtausendealte Geschichte und Wurzeln in der Volksheilkunde vieler alter Kulturen. So gibt es aus dem fernöstlichen Raum, aus dem Kulturkreis der Inkas und auch bei römischen Schriftstellern bereits Hinweise auf die Arbeit mit Reflexzonen an den Füßen. Die ersten Dokumente zu dieser Massagemethode im europäischen Kulturraum stammen aus dem 16. Jahrhundert.

Am Anfang des 20. Jahrhunderts entwickelte der amerikanische Arzt Dr. Fitzgerald (1872–1942) das Zonenkonzept (ab Seite 6), das noch heute Gültigkeit hat. Er teilte den menschlichen Körper dafür vom Scheitel bis zur Sohle in zehn symmetrisch angeordnete Zonen ein. Dabei steht jedes Geschehen in einer Zone in energetischer Wechselwirkung mit den entsprechenden Organen und Körperregionen.

Heute setzen Ärzte, Masseure, Physiotherapeuten und Heilpraktiker die Reflexzonen-Massage erfolgreich ein, um Krankheiten vorzubeugen oder sie zu therapieren.

Natürlich heilen durch Reflexzonen-Massage

Unter den naturheilkundlichen und ganzheitlich orientierten Methoden ist die Reflexzonen-Massage mittlerweile sehr bekannt und anerkannt. Als solche arbeitet sie vor allem mit den Selbstheilungskräften des Körpers und hilft dem Organismus, energetische Störungen und Belastungen besser auszugleichen. Im Sinne der Naturheilkunde ist Gesundheit kein starrer Zustand, sondern ständige Entwicklung, Bewegung und Veränderung. Darauf soll auch die Massage eingehen.

Deshalb ist die Reflexzonen-Massage keine mechanische Prozedur. Sie soll, wie jede Massage (arabisch für »Berührung«), mit einer intensiven persönlichen Zuwendung verbunden sein und die besondere Situation des Massierten berücksichtigen.
Die Fußzonen werden bei der Reflexzonen-Behandlung in stimulierender oder beruhigender Weise massiert. Die dabei gesetzten Impulse aktivieren die Eigenregulation des Organismus. Dadurch werden energetische Blockaden beseitigt und disharmonische Zustände ausgeglichen. Diese können entstehen, wenn Faktoren wie Stress oder eine Infektion den natürlichen Fluss der Lebensenergie stören.

Die Füße: Symbol für Bewegung und Entwicklung

Die Reflexzonen-Massage kann zwar auch an den Händen erfolgen, sie wird aber in erster Linie an den Füßen durchgeführt. Die Füße und Beine symbolisieren das Prinzip der Bewegung im menschlichen Leben. Mit den Füßen gehen wir durchs Leben, die Füße tragen uns durchs Leben. Zudem gibt es nirgendwo im Körper eine derartige Anhäufung von Gelenken wie am Fuß: Über 50 Gelenkverbindungen an beiden Füßen ermöglichen eine extreme Beweglichkeit.
Die Füße sind für energetische Impulse sehr empfänglich. Durch die Massage der Fußreflexzonen bringen wir im Menschen auf der körperlichen, seelischen und mentalen Ebene etwas in Bewegung.

Es wirkt! Nur wie?

Es gibt zwar einige plausible, auf Erfahrung gründende Überlegungen, wie die Reflexzonen-Massage wirkt. Ein eindeutiges wissenschaftliches Erklärungsmodell fehlt jedoch. Könnten wir die Wirkungsweise der Reflexzonen-Massage erklären, wüssten wir wahrscheinlich auch, wie das Leben selbst »funktioniert«.

Rein mechanische Auslegungen, wie zum Beispiel die Auflösung stofflicher Ablagerungen durch Massage in den Zonen, sind heute überholt. Auch das Modell der Reflexbögen über die Nervenenden an den Füßen reicht nicht aus, um alle Erfolge zu erklären.
Heute geht man davon aus, dass die Energiebahnen des Körpers im Fuß des Menschen abgebildet sind. An den entsprechenden Stellen können die Massageimpulse eine zentrale Regulationskraft aktivieren. Dadurch gelingt es dem Organismus, energetische Störungen und Belastungen besser auszugleichen. Der Körper entspannt sich und kommt ins Gleichgewicht – eine wichtige Voraussetzung für Veränderungs- und Heilungsprozesse.
Auch wenn die Frage nach der Wirkungsweise ungeklärt bleibt, steht fest, dass die Reflexzonen-Massage wirkt – das kann jeder spüren.

Das Zonenkonzept: Spiegelbild des Menschen im Fuss

Bei der Reflexzonen-Massage werden die Füße zum energetischen Spiegel des Menschen. Wie eine Landkarte bilden sie die energetische Gesamtsituation eines Menschen ab. Dabei gibt es fünf Längs- und drei Querzonen. Um die Lage der Reflexzonen besser zu verstehen, kann man sich den Menschen als verkleinertes körperliches Abbild in den Füßen vorstellen (Abbildung Seite 7). Dabei gelten folgende Grundsätze:

- Beide Füße zusammen ergeben das energetische Abbild des Körpers.
- Die rechte Körperhälfte findet sich in den Zonen des rechten Fußes, die linke Körperhälfte findet sich in den Zonen des linken Fußes.
- Organe in der Körpermitte (wie zum Beispiel die Wirbelsäule oder die Blase) finden sich als Zonen auf den Innenseiten beider Füße.

- Paarweise angelegte Organe (zum Beispiel Nieren, Lunge oder Eierstöcke) sind als Zonen in beiden Füßen zu finden.
- Organe, die im Körper auf einer Seite liegen (zum Beispiel Milz), sind auch als Zonen im entsprechenden Fuß gespiegelt.
- Eine Reflexzone spiegelt eine Art energetisches Abbild des jeweiligen Organs wider. Die Zonen am Fuß sind flächig und nicht streng abgegrenzt. Sie können je nach individueller Fußform leicht von den Skizzen abweichen. Teilweise überschneiden sich die Zonenbereiche auch.

Konzentrieren Sie sich bei der Massage immer auf die von Ihnen stimulierten Zonen.

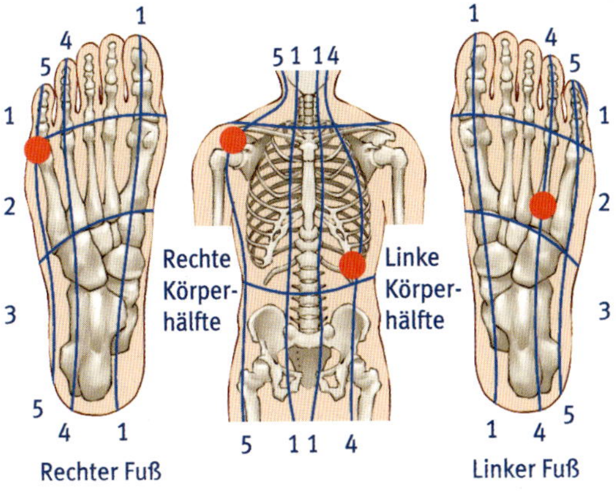

Auf dem Rasterbild des Körpers liegt das rechte Schultergelenk in der 5. Längszone und dem Grenzbereich von der 1. zur 2. Querzone. Die Reflexzone des rechten Schultergelenks finden Sie also im Bereich des Grundgelenks der kleinen Zehe am rechten Fuß. Auf die gleiche Weise finden Sie die Milz und ihre Reflexzone in der 4. Längs- und 2. Querzone.

Die Praxis der Fussreflexzonen-Massage

Sie haben nun das Wichtigste über die Reflexzonen-Massage erfahren. Jetzt kommen Ihre Hände ins Spiel. Auf den folgenden Seiten ist genau beschrieben, wie Sie die Reflexzonen der Füße, ob Ihre eigenen oder die Ihres Partners, richtig massieren – und wann Sie besser auf eine Reflexzonen-Massage verzichten sollten.

In guten Händen: die Massagegriffe

Für eine wirkungsvolle Reflexzonen-Massage sind einfühlsame und spürende Hände wichtig. Setzen Sie von Anfang an beide Hände ein und massieren Sie sanft und behutsam. Halten Sie mit Ihren Händen immer Kontakt zu den Füßen und lassen Sie den Massagepartner (oder sich selbst) spüren, dass er in guten Händen ist. Die vier Massagegriffe wechseln ganz natürlich zwischen Anspannung und Entspannung, zwischen einer aktiven und einer passiven Phase. Der rhythmische Massageimpuls entsteht aus der Handmitte und wird über den Daumen an die Zonen weitergegeben.

Der aktivierende Massagegriff

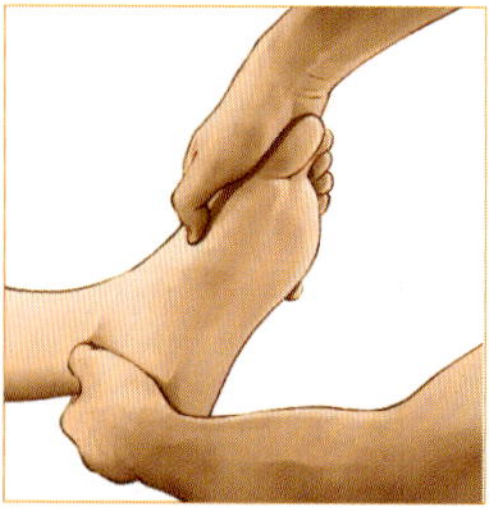

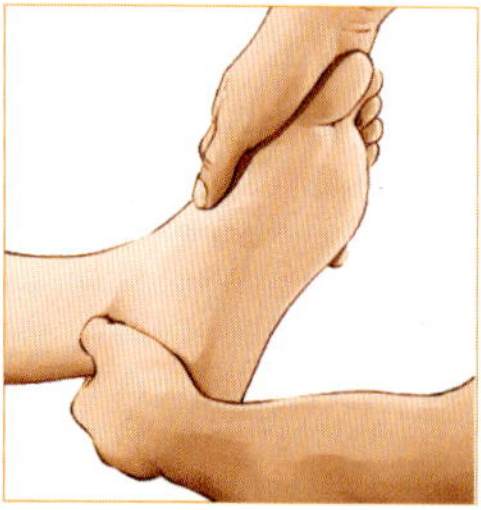

Beim aktivierenden oder anregenden Massagegriff laufen die Bewegungen gleichmäßig, wellenförmig und dynamisch ab. Das wirkt anregend, kräftigend und harmonisiert die Energien. Der Daumen tastet sich dabei in das Fußgewebe vor (aktiv) und gleitet anschließend entspannt zurück (passiv).

Der sedierende Massagegriff

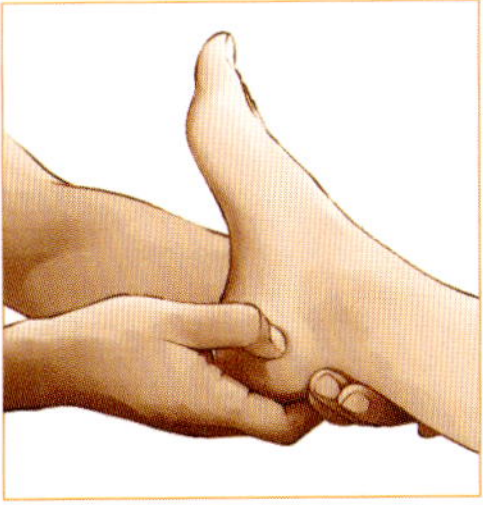

Der sedierende oder beruhigende Massagegriff kommt in der Regel nur dann zum Einsatz, wenn Sie auf eine Zone treffen, die schmerzhaft reagiert, in der also die Energie blockiert ist. Verweilen Sie in diesen Fällen mit der Daumenkuppe auf der schmerzenden Zone. Üben Sie so lange einen etwas kräftigeren und gleich bleibenden Druck aus, bis der Schmerz in der Zone vollständig abgeklungen ist und für den Massierten nur noch der Daumendruck spürbar ist. Drücken Sie aber nur so stark, dass der Fuß dabei noch entspannt liegen kann.

INFO:

Bleibt der Schmerz beim Sedieren gleich oder kehrt er wellenförmig wieder, dann unterbrechen Sie den sedierenden Massagegriff. Aktivieren Sie diese Zone vier- bis fünfmal mit dem anregenden Griff und gehen Sie anschließend erneut sedierend mit der Daumenkuppe auf diese Zone.

Entspannungsgriffe

Entspannungsgriffe wirken beruhigend. Sie werden zu Beginn der Massage, zwischendurch und als Abschluss der Massage eingesetzt.

- *Der Entspannungsgriff an der Zone des Solarplexus:* Legen Sie beide Daumenkuppen mit sanftem Druck auf die Zonen und verweilen Sie in dieser Stellung etwa fünf Minuten lang.

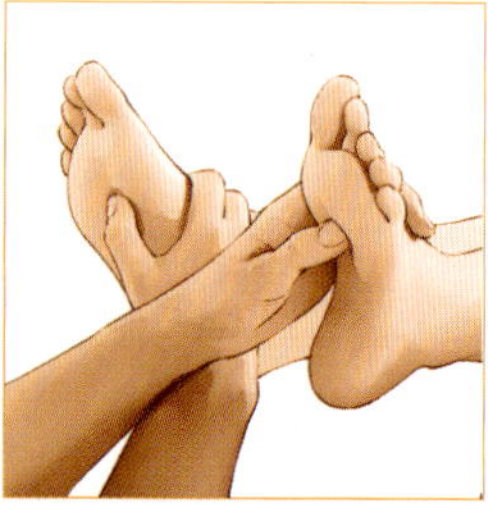

- *Das beruhigende Ausstreichen der Füße:* Streichen Sie mit einer Hand auf der Fußinnenseite von der Großzehe über die Knöchel bis in den Unterschenkel und gleichzeitig mit der anderen Hand an der Fußaußenseite vom Unterschenkel in Richtung Kleinzehe. Dadurch fließt auf der Körperinnenseite Energie von den Füßen zum Kopf und an der Außenseite vom Kopf zu den Füßen.

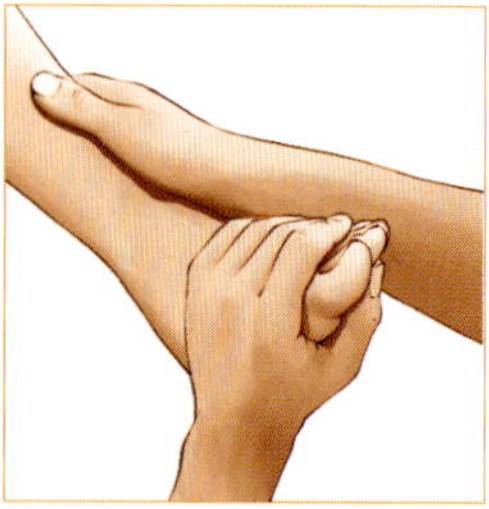

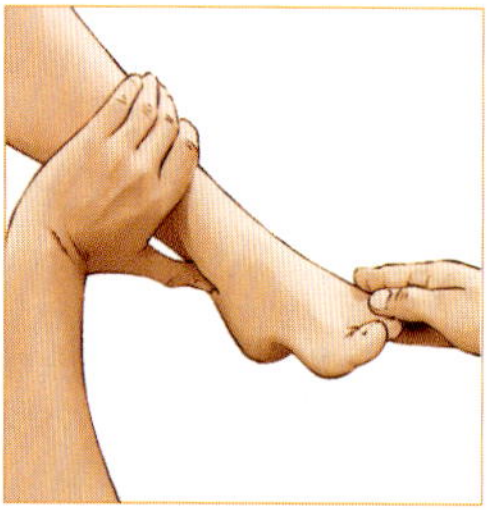

Spezialgriffe

Spezialgriffe kommen an bestimmten Zonen, zum Beispiel zur Blutdruckregulierung, zum Einsatz. Sie werden bei den entsprechenden Symptomen im Beschwerdeteil (ab Seite 18) beschrieben.

Selbst- und Partnerbehandlung

Sie können die Reflexzonen der Füße selbst oder gegenseitig massieren. Wenn Sie die Möglichkeit haben, sollten Sie sich massieren lassen.

Die Selbstbehandlung

Wenn Sie sich die Füße selbst massieren, verzichten Sie zwar auf eine gewisse Entspannung, die Massage ist aber prinzipiell genauso wirksam. Allerdings ermüdet die massierende Hand aufgrund der angespannten Haltung rascher, weshalb Sie Pausen einlegen sollten.
Versuchen Sie, zumindest einmal im Monat eine Reflexzonen-Massage von jemandem anderem durchführen zu lassen. Setzen Sie sich bei der Eigenbehandlung bequem hin und legen Sie einen Fuß auf Ihr Knie. Achten Sie darauf, dass keine allzu großen Spannungen in den Kniekehlen entstehen.

Die Partnerbehandlung

Eine Partnermassage hat den Vorteil, dass ständig Energie ausgetauscht wird. Dadurch kommt der Energiefluss leichter ins Gleichgewicht. Außerdem kann sich der Massierte ganz entspannt der Massage hingeben. Es ist günstig, wenn Sie während der Massage Blickkontakt halten. Das schafft Vertrauen, und Sie können Fragen, die eventuell während der Massage auftauchen, mit direktem Blickkontakt beantworten. Der Massierende kann zudem aus der Mimik des Massierten mögliche schmerzhafte Reaktionen ablesen.

So massieren Sie richtig

- Massieren Sie nie unter Zeitdruck. Schaffen Sie eine wohltuende, entspannte Atmosphäre ohne störende Einflüsse in einem warmen, gut gelüfteten Raum.
- Der Massierte soll bequem sitzen oder liegen und bequeme Kleidung tragen.
- Verzichten Sie auf technische Hilfsmittel wie Stäbchen oder Rollen. Nehmen Sie nur Ihre Hände, denn sie symbolisieren menschliche Zuwendung.
- Verwenden Sie keine Massageöle oder Cremes vor oder während der Reflexzonen-Massage, da der Daumen sonst den sicheren Hautkontakt verliert und Sie nicht spüren, wenn der Fuß feucht wird.
- Bei Erwachsenen genügt eine Massage pro Woche. Für die Massage bei Kindern nehmen Sie sich immer dann Zeit, wenn das Kind danach verlangt.
- Bei akuten Beschwerden dürfen Sie die entsprechenden Zonen auch öfter massieren, zum Beispiel bei Hustenanfällen oder Menstruationsbeschwerden.
- Am Ende einer Massage halten Sie Ihre Hände unter kaltes, fließendes Wasser, um sie energetisch zu reinigen und zu neutralisieren.

Mögliche Reaktionen auf die Massage

Eine Reflexzonen-Massage wirkt ganzheitlich. Reaktionen auf der körperlichen, der psychischen sowie auf der mentalen Ebene sind also normal. Üblicherweise wird die Massage als wohltuend und entspannend erlebt. Der Massierte kann aber auch in einen intensiveren Kontakt mit seiner Gefühlswelt kommen und zwischendurch lachen oder weinen. Lassen Sie es einfach verständnisvoll geschehen und wenden Sie den Entspannungsgriff am Solarplexus an (Seite 10). Kommt es während der Fußreflexzonen-Massage zu einer schmerzhaften Reak-

tion in bestimmten Zonen, dann setzen Sie den sedierenden Griff ein (Seite 9).
Bedenken Sie: Schmerz in den Zonen ist ein Hinweis auf eine energetische Belastung. Allerdings ist es nicht seriös, nur aufgrund der Zonenbelastungen eine Diagnose zu erstellen. Ist der Schmerz nach etwa sechs Massagen immer noch vorhanden, dann sollten Sie unbedingt eine medizinische Untersuchung durchführen lassen.
Wird der Fuß während der Massage feucht, ist das ein Zeichen dafür, dass eine erste Belastungsgrenze erreicht ist. Massieren Sie in diesem Fall eher beruhigend und entspannend weiter (ab Seite 9).
Meist fühlt sich der Massierte frisch, aktiv, munter und leistungsfähig, in seltenen Fällen auch müde.
Achten Sie als Massierender auf Ihre persönliche Einstellung zur Massage: Ihre Aufgabe besteht nur darin, die Reflexzonen-Massage fachgerecht durchzuführen.
Werden Ihre Hände während der Massage müde, oder spüren Sie einen Drang zum Gähnen, dann schütteln Sie die Hände aus, atmen Sie tief durch oder trinken Sie zwischendurch ein Glas Wasser.

Normale Reaktionen

Die folgenden Reaktionen zwischen den Massagen sind normale Zeichen einer gesteigerten Entgiftungs- und Ausscheidungstätigkeit des Organismus:

- **Die Haut des Massierten wird besser durchblutet, die Füße werden wärmer. Manchmal wird auch kurzfristig mehr Schweiß gebildet.**
- **Manche Schleimhäute sondern als Folge der Massage verstärkt Sekret ab, wodurch zum Beispiel ein leichter Schnupfen entstehen kann.**
- **Der Massierte scheidet vermehrt Harn aus, und sein Darm arbeitet rege.**

Grenzen der Behandlung

Die Reflexzonen-Massage ist für jeden geeignet, der eigenverantwortlich für seine Gesundheit sorgen will. Auch unproblematische Alltagsbeschwerden und viele Erkrankungen lindert die Massage. Ob Sie eine Reflexzonen-Massage ergänzend zu einer medizinischen Therapie einsetzen können, erfahren Sie von fachkundigen Ärzten und Therapeuten.

Die Reflexzonen dürfen Sie nicht massieren bei

- schweren Infektionen und Erkrankungen mit hohem Fieber
- Entzündungen im Venen- und Lymphsystem
- Erkrankungen, bei denen eine Operation nötig ist
- Gebrechen, Erkrankungen oder Verletzungen am Fuß, die eine Massage an den Zonen unmöglich machen, etwa starke Krampfadern oder Fußpilz
- schweren Depressionen, die mit entsprechenden Medikamenten behandelt werden
- Risikoschwangerschaften
  Bei normal verlaufenden Schwangerschaften können Sie die Reflexzonen massieren. Allerdings müssen Sie die Beckenzonen aussparen.
- Trägern von Herzschrittmachern: Die Massage darf nur von Fachleuten durchgeführt werden.
- Krebserkrankungen
  Hier gilt generell: keine Reflexzonen-Massage! Über Möglichkeiten im Rahmen einer begleitenden Therapie entscheidet ausschließlich der Arzt.

Die vollständige Massage der Organzonen

Nehmen Sie sich etwa eine Stunde Zeit für die vollständige Reflexzonen-Massage. Stellen Sie zunächst durch Streichungen der Füße einen vertrauensvollen Kontakt her. Geben Sie dem Massierten von Anfang an das

Gefühl, in guten Händen zu sein. Bei einer vollständigen Massage werden die Reflexzonen in der aufgeführten Reihenfolge bearbeitet.

Hinweis: Beginnen Sie immer mit einer einfühlsamen Kontaktaufnahme und lassen Sie die Massage mit sanften, beruhigenden Streichungen ausklingen!

1. **Zonen der Wirbelsäule**
2. **Zonen der Muskulatur und Gelenke**
   Oberschenkel
   Brustraum
   Bauchraum
   Schultergelenk
   Ellbogen- und Kniegelenk
   Hüftgelenk
3. **Kopfzonen**
   Mund-, Nasen- und Rachenraum
   Gehirnbereich
   Augen- und Ohrenzonen
   Hypophyse
   Kopf- und Nebenhöhlen
   Nacken und Schultergürtel
4. **Zonen der oberen Lymphwege**
5. **Zonen der Atemorgane**
   Bronchien
   Lungen
   Zwerchfell
6. **Herzzone**
7. **Zone des Solarplexus**
8. **Zonen des Verdauungsbereichs**
   Speiseröhre
   Magen
   Zwölffingerdarm
   Bauchspeicheldrüse
   Leber
   Gallenblase
   Dünndarm
   Dickdarm
   Mastdarm und After
9. **Zonen der harnableitenden Organe**
   Nieren
   Blase
10. **Zonen des lymphatischen Systems**
   Mandeln
   Appendix
   Milz
   Becken- und Bauchraum
11. **Zonen des innersekretorischen Drüsensystems**
   Hypophyse
   Schilddrüse
   Bauchspeicheldrüse
   Nebennieren
   Eierstöcke/Hoden
   Gebärmutter/Prostata
12. **Abschluss der Massage durch energetisches Ausstreichen**

Wellness- und Entspannungsprogramm

Fehlt Ihnen die Zeit, die vollständige Massage von Seite 14/15 durchzuführen, können Sie mit dem folgenden Kurzprogramm jederzeit auch zwischendurch für Entspannung und Wohlbefinden sorgen. Schon nach wenigen Minuten spüren Sie, wie die Anspannung nachlässt. Wenn Sie dieses Kurzprogramm regelmäßig anwenden, beugen Sie sehr wirksam belastendem Stress vor.

So gehen Sie vor

- Nehmen Sie Kontakt zu den Füßen auf. Beginnen Sie die Massage mit einfühlsamen Streichungen und »spielen« Sie mit den Fuß- und Zehengelenken. Sorgen Sie dafür, dass der Massierte sich wohl fühlt und sich entspannt.
- Massieren Sie zuerst die Zonen der Wirbelsäule, zuerst am rechten, dann am linken Fuß. Massieren Sie sanft aktivierend, etwa fünf Minuten lang. Wenn Sie auf eine Zone treffen, die schmerzhaft reagiert, dann sedieren Sie an dieser Zone (Seite 9).
- Wechseln Sie nun zum Entspannungsgriff für die Zonen des Solarplexus (Seite 17). Die Massage dieser Zonen wirkt besonders harmonisierend auf die gesamte vegetative Steuerung des Organismus. Verweilen Sie auf diesen Zonen mit sanftem Druck mindestens fünf Minuten lang und lösen Sie dann behutsam den Kontakt zu den Füßen.
- Streichen Sie anschließend die Lymphzonen des Beckenraumes entlang der Unterschenkel einige Male sanft und langsam aus, zuerst am rechten, dann am linken Fuß (Seite 17). Nehmen Sie sich dafür wieder etwa fünf Minuten Zeit.
- Beenden Sie das Entspannungsprogramm mit dem Ausstreichen: Streichen Sie mit beiden Händen gleichzeitig in entgegengesetzte Richtungen (Seite 17).

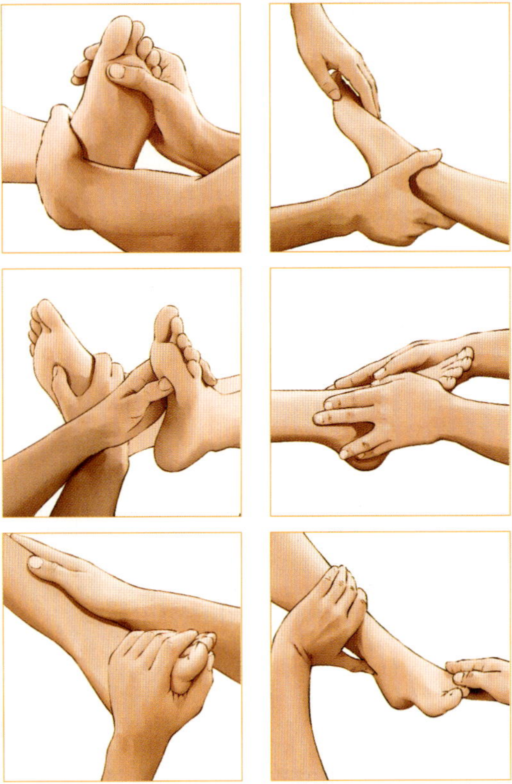

Nach der einfühlsamen Kontaktaufnahme mit den Füßen massieren Sie die Zonen der Wirbelsäule und wenden Sie anschließend den Entspannungsgriff an der Zone des Solarplexus an. Streichen Sie sanft über die Lymphzonen des Becken- und Bauchraums und beenden Sie das Kurzprogramm mit dem Ausstreichen der Füße.

Beschwerden von A bis Z

Allergische Reaktionen

Bei einer Allergie kann der Organismus nicht angemessen auf körperfremde Substanzen reagieren.
Die Reflexzonen-Massage kann als Ergänzung zu einer ärztlichen Therapie bei Allergien große Erleichterung bringen. Wenden Sie die folgende Massage bei allen allergischen Reaktionen an – egal ob die Haut, die Nasenschleimhäute oder die Augen betroffen sind. Massieren Sie regelmäßig, etwa dreimal die Woche. Leiden Sie unter einer Blüten- oder Pollenallergie, dann beginnen Sie etwa vier Wochen vor dem zu erwartenden Pollenflug mit dem Massageprogramm. Dadurch belastet Sie die Allergie deutlich weniger.

So gehen Sie vor

- Stellen Sie Kontakt zu den Füßen her und beginnen Sie die Massage mit einfühlsamen Streichungen.
- Massieren Sie anschließend die Zonen der Wirbelsäule. Aktivieren Sie sanft und dynamisch zunächst die Zonen am rechten, dann am linken Fuß.
  Treffen Sie auf eine schmerzende Zone, dann wenden Sie dort den sedierenden Griff an (Seite 9).
- Massieren Sie die Zonen der Hypophyse an den großen Zehen, zuerst etwa zwei Minuten an der rechten, anschließend an der linken Zehe. Manchmal ist diese Zone etwas druckempfindlich. Arbeiten Sie aber trotzdem aktivierend.
- Regen Sie die Zonen der oberen Lymphwege an, indem Sie mit Daumen und Zeigefinger die einzelnen Hautfalten zwischen den Zehen leicht massieren (Zangengriff).
- Aktivieren Sie anschließend die Zonen der Nebennieren etwas kräftiger, indem Sie mit der Spitze der

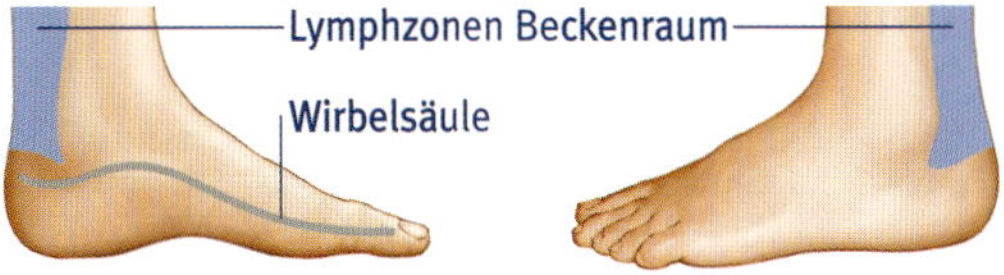

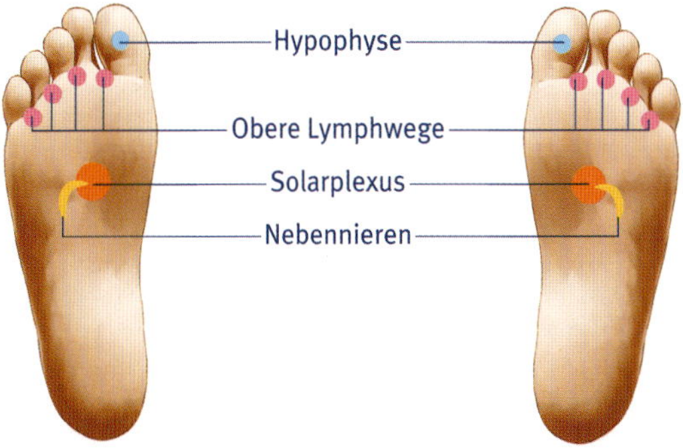

Daumenkuppe das Fußgewebe rhythmisch drücken. Aktivieren Sie etwa eine Minute pro Fuß, aber ohne dabei an die Schmerzgrenze zu gehen.

- Massieren Sie anschließend die Lymphzonen des Becken- und Bauchraums. Streichen Sie dazu einige Male sanft und rhythmisch vom Unterschenkel zum Knöchel, zuerst am rechten, dann am linken Fuß (Seite 17). Achten Sie darauf, dass Ihre Hände dabei möglichst viel Hautkontakt haben.
- Setzen Sie danach an beiden Füßen gleichzeitig den Entspannungsgriff an den Reflexzonen des Solarplexus ein (Seite 10). Bleiben Sie einige Minuten lang mit sanftem Druck auf diesen Zonen und lösen Sie dann behutsam den Kontakt.
- Streichen Sie zum Abschluss die Füße aus: auf der Innenseite nach oben, auf der Außenseite nach unten.

ANGSTZUSTÄNDE

Ein gewisses Maß an Angst ist normal und sorgt dafür, dass Menschen vorsichtig und achtsam mit sich und anderen umgehen. Es gibt aber auch Ängste, die innerlich unruhig machen und für Schweißausbrüche sowie schlaflose Nächte sorgen. Ängste können zum Beispiel auch Atemnot, Schluckbeschwerden, krampfartige Brustschmerzen, Magenprobleme, Verdauungsstörungen und Durchfall erzeugen.
Verschiedene Angstzustände sind heute eine weit verbreitete Form psychischer Störungen und treten häufig in Zusammenhang mit Dauerstress auf.
Reden Sie möglichst offen mit Ihrem Partner, mit Freunden und Bekannten über Ihre Ängste. Die Reflexzonen-Massage hilft Ihnen, sich besonders tief zu entspannen, und sie gleicht das vegetative Nervensystem aus.

So gehen Sie vor

- Stellen Sie Kontakt zu den Füßen her und beginnen Sie die Massage mit einfühlsamen Streichungen. Lassen Sie sich für die Eröffnungsphase viel Zeit.
- Massieren Sie anschließend die Zonen der Wirbelsäule. Aktivieren Sie sanft und dynamisch zunächst die Zonen am rechten, dann am linken Fuß. Treffen Sie auf eine schmerzende Zone, dann wenden Sie an dieser Zone den sedierenden, also beruhigenden, Arbeitsgriff an (Seite 9).
- Aktivieren Sie an den Zehen sanft alle Zonen des Kopfbereichs. Massieren Sie dabei ein wenig länger an den Zehenkuppen.
- Aktivieren Sie anschließend etwas kräftiger die Zonen des Nacken- und Schulterbereichs, zuerst am rechten, dann am linken Fuß. Arbeiten Sie dynamisch entlang der Zehengrundgelenke und massieren Sie abwechselnd von der Fußinnen- zur Fußaußenseite und umgekehrt.

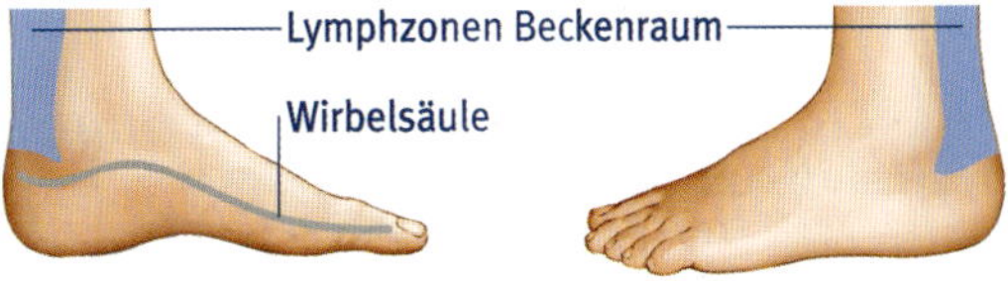

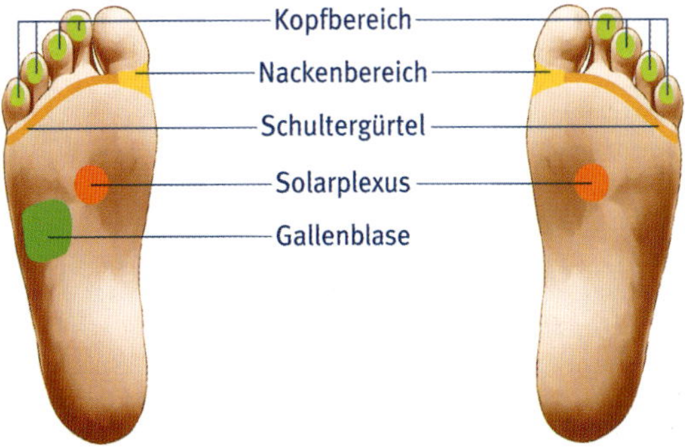

- Aktivieren Sie nun die Zone der Gallenblase. Reagiert diese Zone schmerzhaft, wenden Sie den sedierenden Arbeitsgriff an.
- Massieren Sie anschließend die Lymphzonen des Becken- und Bauchraums. Streichen Sie dazu einige Male sanft und rhythmisch vom Unterschenkel zum Knöchel, zuerst am rechten, dann am linken Fuß (Seite 17). Achten Sie darauf, dass Ihre Hände dabei möglichst viel Hautkontakt haben.
- Setzen Sie danach an beiden Füßen gleichzeitig den Entspannungsgriff an den Reflexzonen des Solarplexus ein (Seite 10). Bleiben Sie einige Minuten lang mit sanftem Druck auf diesen Zonen und lösen Sie dann behutsam den Kontakt.
- Streichen Sie zum Abschluss die Füße aus: auf der Innenseite nach oben, auf der Außenseite nach unten.

ARTHROSE UND ARTHRITIS

Arthrose ist eine Gelenkerkrankung, die meist zuerst die Knie- und Hüftgelenke betrifft. Die zunehmende Zerstörung des Knorpelgewebes sowie Verhärtungen schränken alltägliche Bewegungsabläufe ein und verursachen Schmerzen. In einem fortgeschrittenen Stadium kann das Gelenk sogar funktionsuntüchtig werden. Häufig ist Arthrose eine Folge von Abnutzungserscheinungen an überbeanspruchten Gelenken, etwa durch Schwerarbeit, Hochleistungssport oder Übergewicht.
Warnsignale für eine Gelenkentzündung (Arthritis) sind akut auftretende und anhaltende Gelenkschmerzen. Arthritis kann zu Gelenkversteifungen führen. Regelmäßige Reflexzonen-Massage kann den zerstörerischen Prozess verzögern und hilft bei akuten Schmerzen (siehe auch Gelenkbeschwerden Seite 40).
Bei chronischem Verlauf der Erkrankung ist der Organismus durch den Entzündungsprozess stark belastet. Sie können in diesem Fall abwechselnd dieses Programm und das Programm zur Stärkung des Immunsystems (Seite 52) anwenden, um das Ausscheidungssystem zu unterstützen.

So gehen Sie vor

- Stellen Sie Kontakt zu den Füßen her und beginnen Sie die Massage mit einfühlsamen Streichungen.
- Massieren Sie anschließend die Zonen der Wirbelsäule. Aktivieren Sie sanft und dynamisch zunächst die Zonen am rechten, dann am linken Fuß.
  Treffen Sie auf eine schmerzende Zone, dann wenden Sie an dieser Zone den sedierenden, also beruhigenden Arbeitsgriff an (Seite 9).
- Aktivieren Sie die Zonen des Schultergelenks, des Ellbogen- und des Kniegelenks zuerst am rechten, dann am linken Fuß.
  Reagiert eine Zone schmerzhaft – was bei akuten Entzündungen sehr wahrscheinlich ist –, dann wechseln

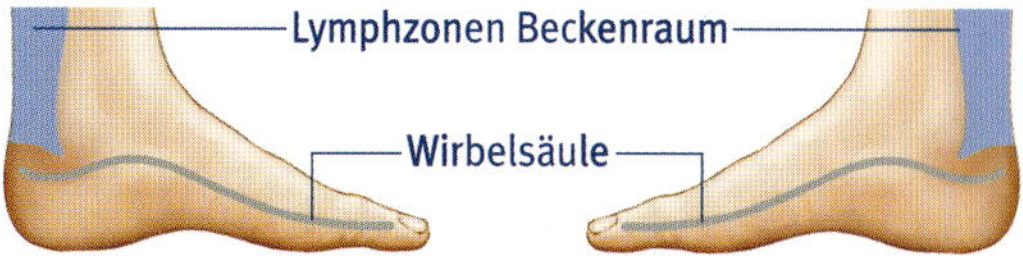

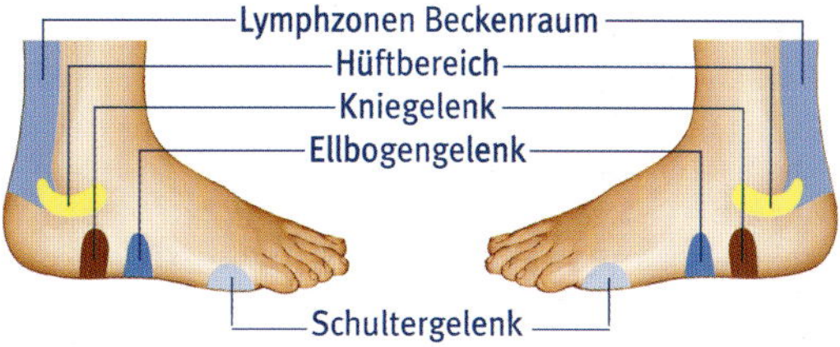

Sie zum sedierenden Arbeitsgriff (Seite 9). Beruhigen Sie damit die Zone so lange, bis der Schmerz in dieser Zone vollständig abgeklungen ist.

- Knie- und Ellbogenzonen können Sie rechts und links gleichzeitig sedieren.
- Massieren Sie mit sanftem Druck die Zonen des Hüftbereichs unterhalb der Außenknöchel mit sedierendem Griff (Seite 9).
- Massieren Sie anschließend die Lymphzonen des Becken- und Bauchraums. Streichen Sie dazu einige Male sanft und rhythmisch vom Unterschenkel zum Knöchel, zuerst am rechten, dann am linken Fuß (Seite 17). Achten Sie darauf, dass Ihre Hände dabei möglichst viel Hautkontakt haben.
- Setzen Sie danach an beiden Füßen gleichzeitig den Entspannungsgriff an den Reflexzonen des Solarplexus ein (Seite 10). Bleiben Sie einige Minuten lang mit sanftem Druck auf diesen Zonen und lösen Sie dann behutsam den Kontakt.
- Streichen Sie zum Abschluss die Füße aus: auf der Innenseite nach oben, auf der Außenseite nach unten.

Atembeschwerden und Asthma

Der rhythmische Wechsel von Ein- und Ausatmen drückt Lebendigkeit aus und steht symbolisch für das Tauschverhältnis von Geben und Nehmen. In vielen Sprachen und Kulturen sind die Bezeichnungen für Atem, Geist, Seele oder Leben identisch. Frei atmen zu können ist eine wichtige Grundlage für den ungehinderten Energiefluss im Körper.
Neben Staub, Pollen und Tierhaaren können auch Kälte, Duftstoffe, Zigarettenrauch oder körperliche Anstrengung Atembeschwerden bis hin zu Asthma auslösen. Typisch für Bronchialasthma sind Kurzatmigkeit, anfallsweise Atemnot und rasche Atemzüge.
Die beruhigenden Impulse der Reflexzonen-Massage entspannen die Muskulatur der Bronchien und erleichtern so das freie Atmen.

So gehen Sie vor

- Stellen Sie Kontakt zu den Füßen her. Beginnen Sie die Massage mit einfühlsamen Streichungen.
- Massieren Sie anschließend die Zonen der Wirbelsäule. Aktivieren Sie sanft und dynamisch zunächst die Zonen am rechten, dann am linken Fuß. Treffen Sie auf eine schmerzende Zone, wenden Sie an dieser Zone den sedierenden Arbeitsgriff an (Seite 9).
- Aktivieren Sie die Zonen der oberen Lymphwege, indem Sie mit Daumen und Zeigefinger die einzelnen Hautfalten zwischen den Zehen mit einem leichten Zangengriff bearbeiten.
- Massieren Sie dann die Zonen der Bronchien in den Furchen der Mittelfußknochen sowie die Lungenzonen mit sedierendem Griff (Seite 9).
- Bei akuten Husten- oder Asthmaanfällen wenden Sie einen Spezialgriff an: Pressen Sie stark sedierend die Fingerkuppen in die Luftröhrenzone und verweilen Sie so lange, bis der Schmerz abgeklungen ist.

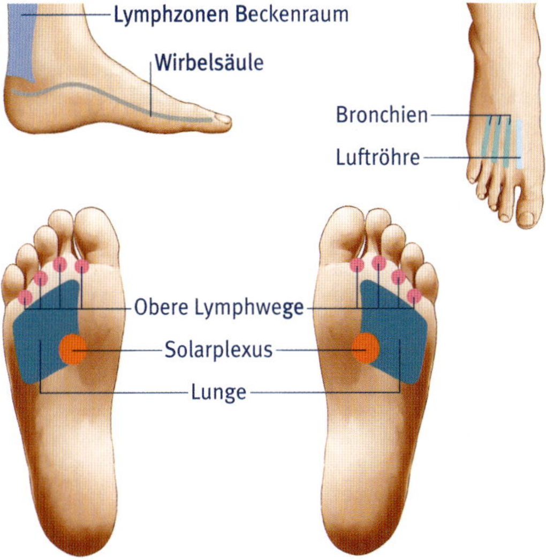

- Setzen Sie danach an beiden Füßen gleichzeitig den Entspannungsgriff an den Reflexzonen des Solarplexus ein (Seite 10). Verstärken Sie sanft den Druck, wenn der Massierte einatmet. Verringern Sie den Druck, wenn er ausatmet. Diese Massagetechnik unterstützt die entspannende Wirkung im Brustbereich. Lösen Sie nach einigen Minuten behutsam den Kontakt zu den Füßen.
- Massieren Sie anschließend die Lymphzonen des Becken- und Bauchraums. Streichen Sie dazu einige Male sanft und rhythmisch vom Unterschenkel zum Knöchel, zuerst am rechten, dann am linken Fuß (Seite 17). Achten Sie darauf, dass Ihre Hände dabei möglichst viel Hautkontakt haben.
- Streichen Sie zum Abschluss die Füße aus: auf der Innenseite nach oben, auf der Außenseite nach unten.

Augenprobleme

Die Augen sind im Alltag stark gefordert und belastet. Arbeiten am Computer und bei künstlichem Licht, oft viele Stunden am Tag fernsehen, Auto fahren bei schlechten Sichtverhältnissen und Reizstoffe in der Luft – all das führt häufig zu einer Übermüdung und Reizung der Augen. Diese beginnen dann zu jucken und zu tränen. Schon heute gelten trockene und brennende Augen als neue Zivilisationserkrankung. In vielen Räumen ist die Luft überheizt, voll von Staubteilchen, Tabakrauch und Duftstoffen, die durch Klimaanlagen und verschiedene Gebläse verteilt werden.
Gönnen Sie Ihren Augen öfter mal eine Erholungspause: Konzentrieren Sie Ihren Blick mehrmals am Tag zwei Minuten lang auf eine ganz weit entfernte Stelle. Auch mit der Reflexzonen-Massage können Sie die Regeneration der Augen unterstützen.

So gehen Sie vor

- Stellen Sie Kontakt zu den Füßen her und beginnen Sie die Massage mit einfühlsamen Streichungen.
- Massieren Sie anschließend die Zonen der Wirbelsäule. Aktivieren Sie sanft und dynamisch zunächst die Zonen am rechten, dann am linken Fuß. Treffen Sie auf eine schmerzende Zone, wenden Sie an dieser Zone den sedierenden Arbeitsgriff an (Seite 9).
- Aktivieren Sie sanft alle Kopfzonen.
  Sind Ihre Augen durch angestrengtes Schauen oder durch Überarbeitung ermüdet, dann aktivieren Sie die Augenzonen etwas kräftiger und länger.
  Besteht eine Entzündung im Augenbereich, dann massieren Sie die Augenzonen nur sanft sedierend (Seite 9).

Hinweis: Bei Kurzsichtigkeit aktivieren Sie verstärkt die zweite Zehe an beiden Füßen, bei Weitsichtigkeit die dritte Zehe, jeweils etwa drei Minuten lang.

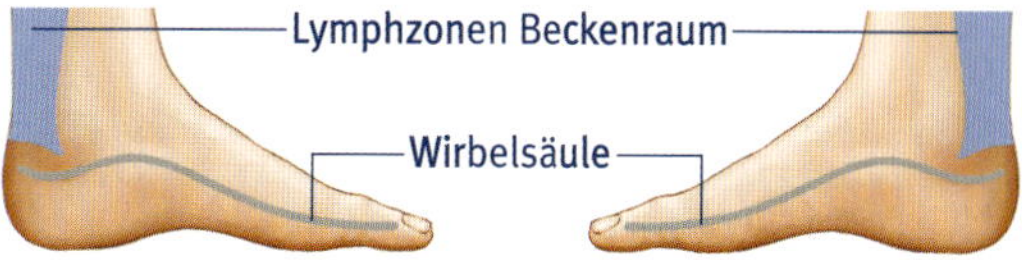

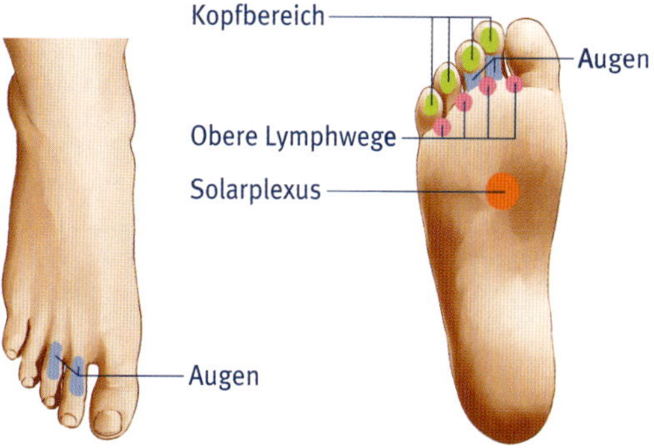

- Aktivieren Sie die Zonen der oberen Lymphwege, indem Sie mit Daumen und Zeigefinger die einzelnen Hautfalten zwischen den Zehen mit einem leichten Zangengriff massieren.
- Massieren Sie mit viel Hautkontakt anschließend die Lymphzonen des Becken- und Bauchraums. Streichen Sie dazu einige Male sanft und rhythmisch vom Unterschenkel zum Knöchel, zuerst am rechten, dann am linken Fuß (Seite 17).
- Setzen Sie danach an beiden Füßen gleichzeitig den Entspannungsgriff an den Reflexzonen des Solarplexus ein (Seite 10). Bleiben Sie einige Minuten lang mit sanftem Druck auf diesen Zonen und lösen Sie dann behutsam den Kontakt.
- Streichen Sie zum Abschluss die Füße aus: auf der Innenseite nach oben, auf der Außenseite nach unten.

Bettnässen

Meistens bewirken verschiedene Faktoren, dass ein Kind ins Bett nässt, obwohl es eigentlich schon »trocken« ist. Eine Rolle können erbliche Belastungen spielen, aber auch Stress oder die verminderte Produktion des antidiuretischen Hormons ADH, das normalerweise die Harnproduktion in der Nacht verringert. Um die Ursachen zu klären, sprechen Sie mit Ihrem Kinderarzt und lassen Sie sich bei Bedarf psychologisch beraten. Denn Bettnässen hängt bei Kindern oft mit seelischen Problemen zusammen. Unterlassen Sie aber Drohungen und Vorwürfe, wenn etwas »in die Hose gegangen« ist. So wird das Problem noch verstärkt.
Die Reflexzonen-Massage tut dem Kind schon deshalb gut, weil sie mit persönlicher Zuwendung verbunden ist. Außerdem entspannt sich das Kind, was auch zur Verbesserung seiner Blasenkontrolle beiträgt. Wenden Sie das Programm am besten vor dem Einschlafen an. Achten Sie auch darauf, dass Ihr Kind abends nur wenig Flüssigkeit zu sich nimmt.

So gehen Sie vor

- Stellen Sie Kontakt zu den Füßen her und beginnen Sie die Massage mit einfühlsamen Streichungen.
- Bearbeiten Sie anschließend die Zonen der Wirbelsäule. Massieren Sie sanft aktivierend zunächst am rechten, dann am linken Fuß. Treffen Sie auf eine schmerzende Zone, wenden Sie an dieser Zone den sedierenden Arbeitsgriff an (Seite 9).
- Aktivieren Sie danach an beiden großen Zehen die Zonen der Hypophyse. Sie können diese Zonen an beiden Zehen gleichzeitig massieren.
- Massieren Sie nun sanft die Blasenzonen, zuerst am rechten, dann am linken Fuß. Wenn Sie auf eine Zone treffen, die schmerzhaft reagiert, dann setzen Sie den sedierenden Arbeitsgriff ein (Seite 9).

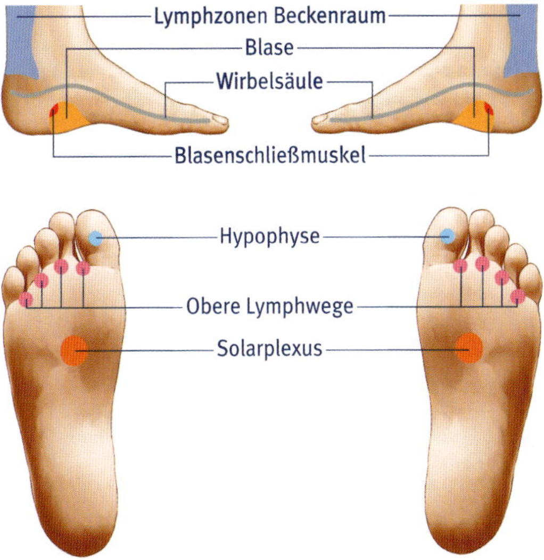

- Massieren Sie die Zonen der Blasenschließmuskulatur etwas stärker aktivierend, zuerst am rechten, dann am linken Fuß. Reagiert diese Zone schmerzhaft, dann wenden Sie auch hier den sedierenden Arbeitsgriff an (Seite 9).
- Aktivieren Sie die Zonen der oberen Lymphwege, indem Sie mit Daumen und Zeigefinger die einzelnen Hautfalten zwischen den Zehen mit einem leichten Zangengriff massieren.
- Setzen Sie danach an beiden Füßen gleichzeitig den Entspannungsgriff an den Reflexzonen des Solarplexus ein (Seite 10). Bleiben Sie einige Minuten lang mit sanftem Druck auf diesen Zonen und lösen Sie dann behutsam den Kontakt.
- Streichen Sie zum Abschluss die Füße aus: auf der Innenseite nach oben, auf der Außenseite nach unten.

Blasenleiden

Blasenprobleme sind im Alltag immer unangenehm und belastend. Harnträufeln, Harnverhalten, unwillkürlicher Harnabgang oder Schmerzen beim Harnlassen, die auf eine beginnende Blasenentzündung hinweisen können, müssen Sie immer von einem Arzt abklären lassen.
Die Reflexzonen-Massage unterstützt die Schließmuskulatur der Blase und den Reinigungs- und Spülvorgang der harnableitenden Organe. Beginnen Sie bei Blasenreizungen sofort mit dem Massageprogramm und trinken Sie etwa eine halbe Stunde vor der Massage ungefähr einen Liter stilles Wasser. Sie unterstützen damit die Ausspülung und Reinigung der Blase.
Bei Entzündungen im Blasen- und Nierenbereich kann die Reflexzonen-Massage eine medizinische Therapie lediglich ergänzen.

So gehen Sie vor

- Stellen Sie Kontakt zu den Füßen her und beginnen Sie die Massage mit einfühlsamen Streichungen.
- Massieren Sie anschließend die Zonen der Wirbelsäule. Massieren Sie sanft aktivierend zunächst am rechten, dann am linken Fuß. Treffen Sie auf eine schmerzende Zone, wenden Sie an dieser Zone den sedierenden Arbeitsgriff an (Seite 9).
- Aktivieren Sie danach die Zonen der Hypophyse an beiden großen Zehen.
- Massieren Sie sanft die Nieren- und die Blasenzonen, zuerst am rechten, dann am linken Fuß. Wenn Sie auf eine schmerzende Zone treffen, setzen Sie den sedierenden Arbeitsgriff ein (Seite 9).
- Bei Harnträufeln: Aktivieren Sie die Blasenzone und die Zone des Blasenschließmuskels.
- Bei Harnverhalten: Aktivieren Sie die Blasenzone und sedieren Sie die Zone des Blasenschließmuskels, um die Spannung und Verkrampfung zu lösen.

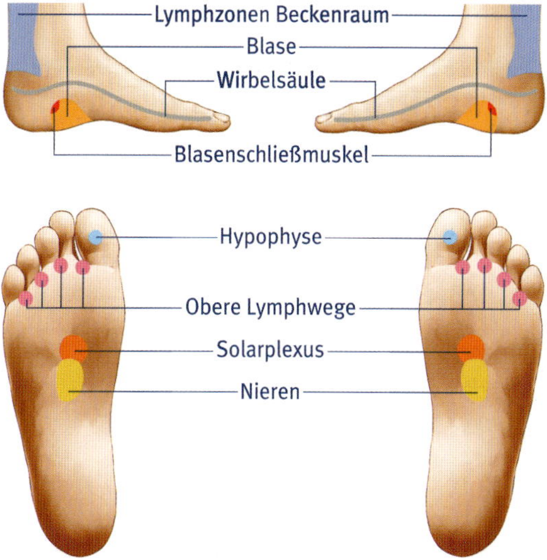

- Aktivieren Sie danach die Zonen der oberen Lymphwege, indem Sie mit Daumen und Zeigefinger die einzelnen Hautfalten zwischen den Zehen mit einem leichten Zangengriff massieren.
- Massieren Sie anschließend die Lymphzonen des Becken- und Bauchraums mit möglichst viel Hautkontakt. Streichen Sie dazu einige Male sanft und rhythmisch vom Unterschenkel zum Knöchel, zuerst am rechten, dann am linken Fuß (Seite 17).
- Setzen Sie anschließend an beiden Füßen gleichzeitig den Entspannungsgriff an den Reflexzonen des Solarplexus ein (Seite 10). Bleiben Sie einige Minuten lang mit sanftem Druck auf diesen Zonen und lösen Sie dann behutsam den Kontakt.
- Streichen Sie zum Abschluss die Füße aus: auf der Innenseite nach oben, auf der Außenseite nach unten.

Bronchitis

Die Bronchitis ist eine akute Entzündung der größeren verzweigten Atemwege, der Bronchien. Sie entsteht meist im Zuge einer Erkältung oder Grippe, die durch Viren verursacht wurde. Zigarettenrauch, kaltes, feuchtes Wetter und Luftverschmutzung begünstigen eine Bronchitis. Hauptsymptom ist ein quälender, oft schmerzhafter Husten. Aber auch die Atemwege reagieren empfindlich und bilden vermehrt Schleim. Außerdem können Fieber, Müdigkeit und ein allgemeines Unwohlsein auftreten. Die Reflexzonen-Massage bewirkt eine Lockerung des Hustens und erleichtert die Sekretabgabe.

Hinweis: Zu Beginn einer Bronchitis – und nur dann – können Sie die Zonen der Bronchien auch aktivieren, um die Sekretabgabe zu erleichtern. Spüren Sie Schmerzen in der Brust, massieren Sie ausschließlich mit dem sedierenden Griff (Seite 9)!

So gehen Sie vor

- Stellen Sie Kontakt zu den Füßen her und beginnen Sie die Massage mit einfühlsamen Streichungen.
- Massieren Sie anschließend die Zonen der Wirbelsäule. Aktivieren Sie sanft und dynamisch zunächst die Zonen am rechten, dann am linken Fuß. Treffen Sie auf eine schmerzende Zone, wenden Sie an dieser Zone den sedierenden Arbeitsgriff an (Seite 9).
- Aktivieren Sie die Zonen der oberen Lymphwege, indem Sie mit Daumen und Zeigefinger die einzelnen Hautfalten zwischen den Zehen mit einem leichten Zangengriff massieren.
- Massieren Sie nun die Zonen der Bronchien und der Luftröhre in den Furchen der Mittelfußknochen sowie die Lungenzonen. Arbeiten Sie nur bei einer beginnenden Bronchitis aktivierend. Ist die Bronchitis bereits akut, dann wenden Sie ausschließlich den sedierenden Griff an (Seite 9)!

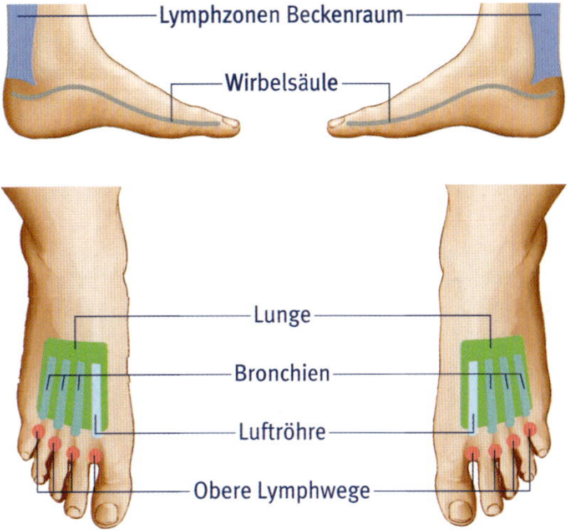

- Setzen Sie danach an beiden Füßen gleichzeitig den Entspannungsgriff an den Reflexzonen des Solarplexus ein (Seite 10). Verstärken Sie sanft den Druck, wenn der Massierte einatmet. Verringern Sie den Druck, wenn er ausatmet. Diese Massagetechnik unterstützt die entspannende Wirkung im Brustbereich. Lösen Sie nach einigen Minuten behutsam den Kontakt zu den Füßen.
- Massieren Sie anschließend die Lymphzonen des Becken- und Bauchraums. Streichen Sie dazu einige Male sanft und rhythmisch vom Unterschenkel zum Knöchel, zuerst am rechten, dann am linken Fuß (Seite 17). Achten Sie darauf, dass Ihre Hände dabei möglichst viel Hautkontakt haben.
- Streichen Sie zum Abschluss die Füße aus: auf der Innenseite nach oben, auf der Außenseite nach unten.

DEPRESSIVE VERSTIMMUNGEN

Jeder fühlt sich mal antriebs- und lustlos. Durch vorübergehende seelische Belastungen wird unsere Alltagsroutine gestört. Private und berufliche Überforderungen, der Verlust des Arbeitsplatzes, ungelöste Konflikte, das Ende einer Partnerschaft oder eine vorübergehende Traurigkeit tragen dazu bei, dass wir uns vom Leben zurückziehen. Nach einiger Zeit finden wir wieder neuen Lebensmut getreu dem Motto: »Das Leben geht weiter!« Reflexzonen-Massage kann dazu beitragen, körperliche und seelische Schwankungen auszugleichen. Menschen, die an der Krankheit Depression leiden, brauchen auf jeden Fall fachärztliche und psychotherapeutische Hilfe. *Hinweis: Bei schweren Depressionen dürfen Sie die Reflexzonen nicht massieren.*

So gehen Sie vor

- Stellen Sie Kontakt zu den Füßen her und beginnen Sie die Massage mit einfühlsamen Streichungen.
- Massieren Sie anschließend die Zonen der Wirbelsäule. Aktivieren Sie sanft und dynamisch zunächst die Zonen am rechten, dann am linken Fuß. Treffen Sie auf eine schmerzende Zone, wenden Sie an dieser Zone den sedierenden Arbeitsgriff an (Seite 9).
- Aktivieren Sie danach die Zonen der Hypophyse an beiden großen Zehen und die Kopfzonen auf den beiden Kleinzehen. Sie können diese Zonen links und rechts mit beiden Händen gleichzeitig massieren.
- Massieren Sie anschließend die Zonen der oberen Lymphwege, indem Sie mit Daumen und Zeigefinger die einzelnen Hautfalten zwischen den Zehen mit einem leichten Zangengriff aktivieren.
- Streichen Sie im Anschluss daran einige Minuten lang mit Ihren Fingern die Furchen der Mittelfußknochen in Richtung Zehen aus.

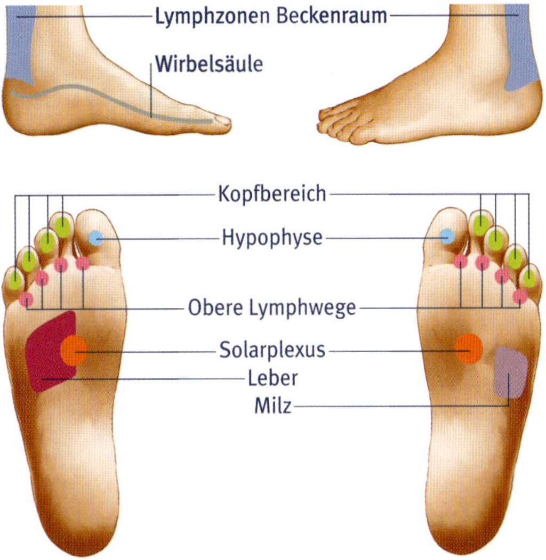

- Massieren Sie die Zonen der Leber am rechten Fuß sowie die Zonen der Milz am linken Fuß sanft aktivierend. Lassen Sie sich dazu etwas länger Zeit.
- Setzen Sie danach an beiden Füßen gleichzeitig den Entspannungsgriff an den Reflexzonen des Solarplexus ein (Seite 10). Bleiben Sie einige Minuten lang mit sanftem Druck auf diesen Zonen und lösen Sie dann behutsam den Kontakt.
- Massieren Sie anschließend die Lymphzonen des Becken- und Bauchraums. Streichen Sie dazu einige Male sanft und rhythmisch vom Unterschenkel zum Knöchel, zuerst am rechten, dann am linken Fuß (Seite 17). Achten Sie darauf, dass Ihre Hände dabei möglichst viel Hautkontakt haben.
- Streichen Sie zum Abschluss die Füße aus: auf der Innenseite nach oben, auf der Außenseite nach unten.

Energieprobleme und Müdigkeit

Die Leistungsgesellschaft mit ihren hohen Anforderungen im Beruf und sogar in der Freizeit hinterlässt ihre Spuren: Viele Menschen haben verlernt, sich zu entspannen und zu regenerieren. Für einen harmonischen energetischen Zustand ist aber ein rhythmischer Wechsel von Anspannung und Entspannung die Voraussetzung. Die wichtigste »Tankstelle« ist dabei der Schlaf. Im Schlaf tankt der Körper lebensnotwendige Energie, deshalb müssen wir ausreichend schlafen. Aber auch tagsüber sollten Sie sich immer mal eine »Auszeit« gönnen, in der Sie für eine Weile aus der Alltagsroutine aussteigen, sich entspannen und erholen.
Die Reflexzonen-Massage kann Ihnen kurzfristig zu einem Energieschub und langfristig zu einem ausgewogenen Energiehaushalt verhelfen.

So gehen Sie vor

- Stellen Sie Kontakt zu den Füßen her und beginnen Sie die Massage mit einfühlsamen Streichungen.
- Massieren Sie anschließend die Zonen der Wirbelsäule. Aktivieren Sie sanft und dynamisch zunächst die Zonen am rechten, dann am linken Fuß. Treffen Sie auf eine schmerzende Zone, wenden Sie an dieser Zone den sedierenden Arbeitsgriff an (Seite 9).
- Aktivieren Sie danach quer über den Fußrücken die Zonen von Brust- und Bauchraum, zuerst am rechten Fuß, dann am linken.
- Massieren Sie nun die Kopfzonen auf den Zehen des rechten, dann des linken Fußes. Die Zonen der Hypophyse können Sie an beiden Großzehen gleichzeitig massieren.
- Aktivieren Sie anschließend die Zonen der oberen Lymphwege, indem Sie mit Daumen und Zeigefinger die einzelnen Hautfalten zwischen den Zehen mit einem leichten Zangengriff massieren.

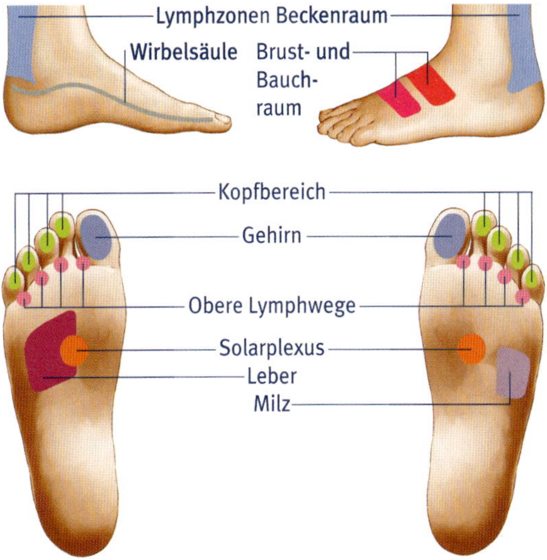

- Aktivieren Sie am rechten Fuß die Zone der Leber und am linken Fuß die Zone der Milz für einige Minuten sanft, aber dynamisch.
- Setzen Sie danach an beiden Füßen gleichzeitig den Entspannungsgriff an den Reflexzonen des Solarplexus ein (Seite 10). Bleiben Sie einige Minuten lang mit sanftem Druck auf diesen Zonen und lösen Sie dann behutsam den Kontakt.
- Massieren Sie anschließend die Lymphzonen des Becken- und Bauchraums. Streichen Sie dazu einige Male sanft und rhythmisch vom Unterschenkel zum Knöchel, zuerst am rechten, dann am linken Fuß (Seite 17). Achten Sie darauf, dass Ihre Hände dabei möglichst viel Hautkontakt haben.
- Streichen Sie zum Abschluss die Füße aus: auf der Innenseite nach oben, auf der Außenseite nach unten.

Erkältung und grippaler Infekt

Einer Erkältung oder einem einfachen grippalen Infekt geht meist eine energetische Unterversorgung der Immunabwehr voraus. Dieser Mangel kann nicht ausgeglichen werden, wenn der Organismus und das Immunsystem gerade auf zu wenige Energiereserven zurückgreifen können. Kommt es dann über andere Menschen zu Kontakt mit einer der über 200 Virusarten, dann erkälten Sie sich. Eine typische Erkältungskrankheit beginnt mit Frösteln, Heiserkeit, Hustenreiz, Rachenbeschwerden und leichtem Fieber. Gehen Sie während der typischen Erkältungsperioden größeren Menschenansammlungen am besten aus dem Weg.
Bei Verdacht auf eine Erkältung oder einen grippalen Infekt machen Sie eine vollständige Reflexzonen-Massage, um das Immunsystem zu stimulieren (Seite 52).
Hinweis: Bei hohem Fieber dürfen Sie die Reflexzonen nicht massieren!

So gehen Sie vor

- Stellen Sie Kontakt zu den Füßen her und beginnen Sie die Massage mit einfühlsamen Streichungen.
- Massieren Sie anschließend die Zonen der Wirbelsäule. Aktivieren Sie sanft und dynamisch zunächst die Zonen am rechten, dann am linken Fuß. Treffen Sie auf eine schmerzende Zone, wenden Sie an dieser Zone den sedierenden Arbeitsgriff an (Seite 9).
- Aktivieren Sie auf den Großzehen des rechten und linken Fußes die Zonen von Mund, Nasen- und Rachenraum, um die Schleimhäute und die Ausscheidung von Sekret anzuregen.
- Stimulieren Sie danach mit dem aktivierenden Massagegriff die Kopfzonen, zuerst auf der rechten, dann auf der linken Seite.
- Massieren Sie anschließend die Zonen der oberen Lymphwege, indem Sie mit Daumen und Zeigefinger

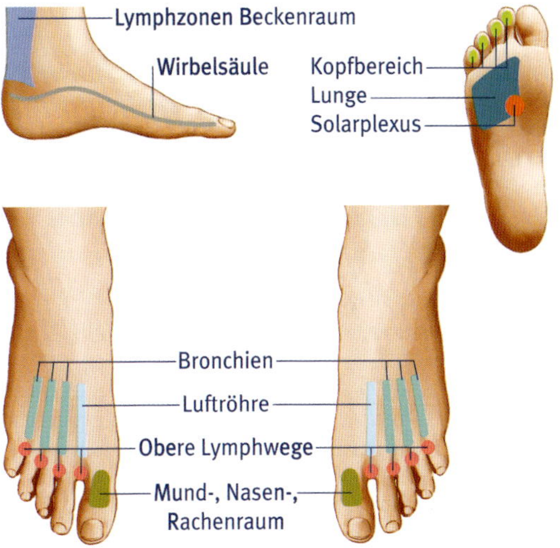

die einzelnen Hautfalten zwischen den Zehen mit einem leichten Zangengriff massieren.

- Aktivieren Sie sanft die Lungenzonen sowie die Zonen der Luftröhre und der Bronchien.
  Bei stärkerem Hustenreiz oder Schmerzen im Brustbereich dürfen Sie diese Zonen nur sedieren!
- Setzen Sie danach an beiden Füßen gleichzeitig den Entspannungsgriff an den Reflexzonen des Solarplexus ein (Seite 10). Bleiben Sie einige Minuten lang mit sanftem Druck auf diesen Zonen und lösen Sie dann behutsam den Kontakt.
- Massieren Sie nun die Lymphzonen des Becken- und Bauchraums. Streichen Sie dazu einige Male sanft und rhythmisch vom Unterschenkel zum Knöchel, zuerst am rechten, dann am linken Fuß (Seite 17).
- Streichen Sie zum Abschluss die Füße aus: auf der Innenseite nach oben, auf der Außenseite nach unten.

Gelenkbeschwerden

Bestimmte Sportarten und einige berufliche Tätigkeiten belasten bestimmte Gelenke einseitig oder überanstrengen sie. Das kann zum Beispiel einen so genannten Tennisarm zur Folge haben. Auch nach Verletzungen treten häufig Reizzustände oder Entzündungen im Bereich des Gelenkfortsatzes auf, was die Beweglichkeit spürbar einschränkt.
Achten Sie beim Sport darauf, sich entsprechend aufzuwärmen, und verzichten Sie auf »Kaltstarts«.
Die Reflexzonen-Massage kann die Therapie bei Gelenkbeschwerden positiv unterstützen und beschleunigen, sodass sich die Schmerzen deutlich bessern und der Betroffene wieder beweglicher wird. Vor allem für ältere Menschen kann dies die Lebensqualität deutlich erhöhen.
Hinweis: Bei akuten Beschwerden wenden Sie nur die sedierende Massage an! In der beschwerdefreien Zeit aktivieren Sie sanft!

So gehen Sie vor

- Stellen Sie Kontakt zu den Füßen her und beginnen Sie die Massage mit einfühlsamen Streichungen.
- Massieren Sie anschließend die Zonen der Wirbelsäule. Aktivieren Sie sanft und dynamisch zunächst die Zonen am rechten, dann am linken Fuß. Treffen Sie auf eine schmerzende Zone, wenden Sie an dieser Zone den sedierenden Arbeitsgriff an (Seite 9).
- Massieren Sie auf beiden Füßen die Nackenzonen und die Zonen des Schultergürtels, zuerst am rechten, dann am linken Fuß.
- Aktivieren Sie am Fußrücken die Zone des Schultergürtels, des Schultergelenks, des Ellbogengelenks, des Ober- und Unterarms sowie die Zonen des Kniegelenks, zuerst am rechten, dann am linken Fuß. Wenn eine Gelenkszone schmerzt, massieren Sie diese nur sedierend (Seite 9)!

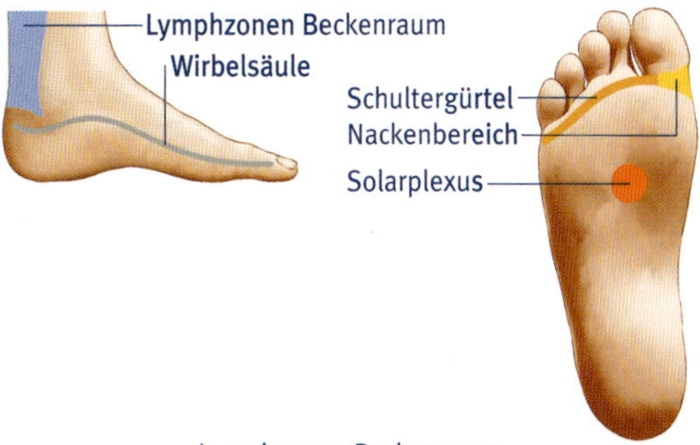

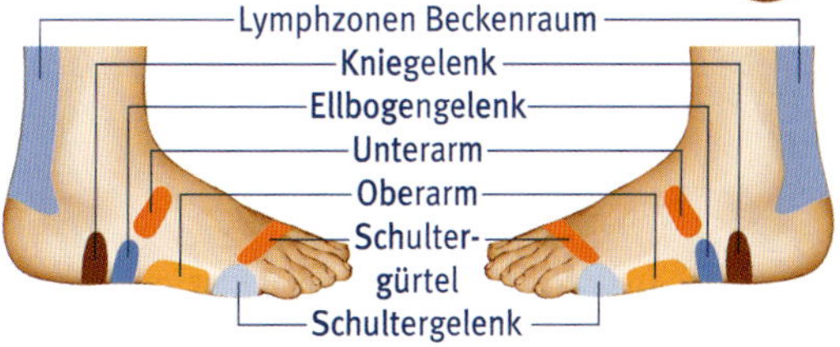

- Bei Schulter- und Nackenverspannungen ohne akute Entzündung aktivieren Sie die Zonen des Schultergürtels an der Fußsohle etwas länger und intensiver.
- Setzen Sie danach an beiden Füßen gleichzeitig den Entspannungsgriff an den Reflexzonen des Solarplexus ein (Seite 10). Bleiben Sie einige Minuten lang mit sanftem Druck auf diesen Zonen und lösen Sie dann behutsam den Kontakt.
- Massieren Sie anschließend die Lymphzonen des Becken- und Bauchraums. Streichen Sie dazu einige Male sanft und rhythmisch vom Unterschenkel zum Knöchel, zuerst am rechten, dann am linken Fuß (Seite 17). Achten Sie darauf, dass Ihre Hände dabei möglichst viel Hautkontakt haben.
- Streichen Sie zum Abschluss die Füße aus: auf der Innenseite nach oben, auf der Außenseite nach unten.

Halsweh und Heiserkeit

Halsweh und Heiserkeit entstehen meist durch grippale Infekte und Erkältungen, aber auch, wenn die Stimme überfordert wird. Die Probleme kündigen sich durch ein raues, kratzendes Gefühl im Hals und durch häufiges Räuspern an, bevor Schluckbeschwerden oder stechende Halsschmerzen eine Entzündung im Kehlkopfbereich anzeigen. Wenn die Stimmbänder durch die Entzündungsreaktionen nicht mehr frei schwingen können, entsteht Heiserkeit, die bis zur Stimmlosigkeit führen kann. Beginnen Sie möglichst schon beim ersten Kratzen im Hals mit der Reflexzonen-Massage. Dadurch werden die Schleimhäute im Mund-, Nasen- und Rachenraum verstärkt durchblutet, und die Beschwerden klingen ab.

So gehen Sie vor

- Stellen Sie Kontakt zu den Füßen her und beginnen Sie die Massage mit einfühlsamen Streichungen.
- Massieren Sie anschließend die Zonen der Wirbelsäule. Aktivieren Sie sanft und dynamisch zunächst die Zonen am rechten, dann am linken Fuß. Treffen Sie auf eine schmerzende Zone, wenden Sie an dieser Zone den sedierenden Arbeitsgriff an (Seite 9).
- Bearbeiten Sie die Kopfzonen an den Kleinzehen.
- Aktivieren Sie die Zonen der oberen Lymphwege, indem Sie mit Daumen und Zeigefinger die einzelnen Hautfalten zwischen den Zehen mit einem leichten Zangengriff massieren.
- Aktivieren Sie auf den Großzehen des rechten und linken Fußes die Zonen von Mund, Nasen- und Rachenraum, um die Schleimhäute und die Ausscheidung anzuregen. Bei starken Halsschmerzen oder Schluckbeschwerden sedieren Sie diese Zonen nur (Seite 9)!
- Aktivieren Sie sanft die Zonen der Bronchien in den Furchen der Mittelfußknochen!

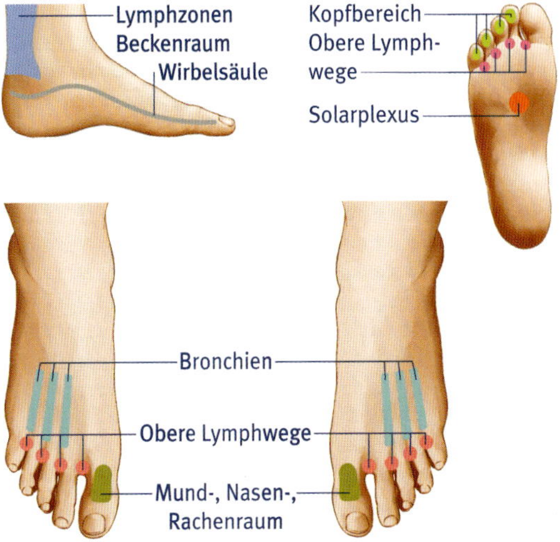

- Setzen Sie danach an beiden Füßen gleichzeitig den Entspannungsgriff an den Reflexzonen des Solarplexus ein (Seite 10). Verstärken Sie sanft den Druck, wenn der Massierte einatmet. Verringern Sie den Druck, wenn er ausatmet. Diese Massagetechnik unterstützt die entspannende Wirkung im Brustbereich. Lösen Sie nach einigen Minuten behutsam den Kontakt mit den Füßen.
- Massieren Sie anschließend die Lymphzonen des Becken- und Bauchraums. Streichen Sie dazu einige Male sanft und rhythmisch vom Unterschenkel zum Knöchel, zuerst am rechten, dann am linken Fuß (Seite 17). Achten Sie darauf, dass Ihre Hände dabei möglichst viel Hautkontakt haben.
- Streichen Sie zum Abschluss die Füße aus: auf der Innenseite nach oben, auf der Außenseite nach unten.

Hämorrhoiden

Eine angeborene Bindegewebsschwäche, falsche Ernährung und Bewegungsmangel begünstigen Hämorrhoiden. Auch während der Schwangerschaft entstehen Hämorrhoiden leichter, da der Druck auf den Beckenboden zunimmt. Anfangs sind Hämorrhoiden vergrößerte Knoten im Analkanal, die noch nicht sichtbar oder tastbar sind. Später können die Knoten auch nach außen treten. Oft jucken Hämorrhoiden unangenehm, manchmal bluten sie auch.
Sorgen Sie für eine gute Verdauung und eine regelmäßige Darmentleerung, indem Sie ballaststoffreich essen, viel (Wasser) trinken und sich ausreichend bewegen. Mit Reflexzonen-Massage aktivieren Sie den gesamten Verdauungstrakt und die Darmbewegungen. Die sedierende Massage der Zonen des Enddarms und des Afters entspannt meist unmittelbar, und der lästige Juckreiz verschwindet dann rasch.

So gehen Sie vor

- Stellen Sie Kontakt zu den Füßen her und beginnen Sie die Massage mit einfühlsamen Streichungen.
- Massieren Sie anschließend die Zonen der Wirbelsäule. Aktivieren Sie sanft und dynamisch zunächst die Zonen am rechten, dann am linken Fuß. Treffen Sie auf eine schmerzende Zone, wenden Sie an dieser Zone den sedierenden Arbeitsgriff an (Seite 9).
- Massieren Sie dann die Zonen der oberen Lymphwege, indem Sie mit Daumen und Zeigefinger die einzelnen Hautfalten zwischen den Zehen mit einem leichten Zangengriff bearbeiten.
- Aktivieren Sie mit etwas kräftigerem Druck die Zonen von Dünndarm und Dickdarm, zuerst am rechten, danach am linken Fuß. Wechseln Sie zum sedierenden Arbeitsgriff, sobald Sie auf eine schmerzende Stelle treffen.

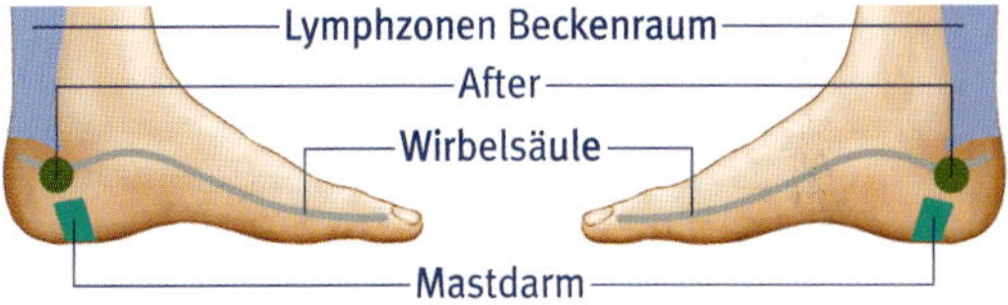

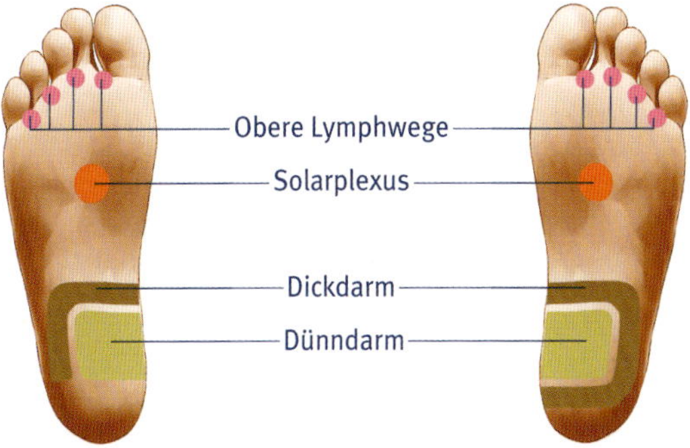

- Sedieren Sie die Zonen von Mastdarm und After, indem Sie die Zonen mit beiden Daumen gleichzeitig am rechten und linken Fuß drücken, bis der Schmerz abgeklungen ist.
- Setzen Sie danach an beiden Füßen gleichzeitig den Entspannungsgriff an den Reflexzonen des Solarplexus ein (Seite 10). Bleiben Sie einige Minuten lang mit sanftem Druck auf diesen Zonen und lösen Sie dann behutsam den Kontakt.
- Massieren Sie anschließend mit viel Hautkontakt die Lymphzonen des Becken- und Bauchraums. Streichen Sie dazu einige Male sanft und rhythmisch vom Unterschenkel zum Knöchel, zuerst am rechten, dann am linken Fuß (Seite 17).
- Streichen Sie zum Abschluss die Füße aus: auf der Innenseite nach oben, auf der Außenseite nach unten.

Hautprobleme

Die Haut als größtes Organ des Menschen ist neben dem Schutz des Körpers auch für den Kontakt mit der Außenwelt zuständig: für den Tastsinn sowie für das Schmerz-, Wärme- und Kälteempfinden.
In unserer Zeit nehmen Hauterkrankungen immer mehr zu. Die Haut reagiert auf Reizstoffe von außen und auf die Ernährung, aber auch auf psychische Belastungen. Vielfach zeigt auch das Immunsystem über die Haut an, dass es überfordert ist.
Die Reflexzonen-Massage bei Hautproblemen konzentriert sich auf das Stoffwechselsystem und die Entspannung über das vegetative Nervensystem. Hängt das Hautproblem mit einer allergischen Reaktion zusammen, wie es zum Beispiel bei einer Kontaktallergie der Fall ist, dann wenden Sie zusätzlich das Massageprogramm für »Allergische Reaktionen« an (Seite 18).

So gehen Sie vor

- Stellen Sie Kontakt zu den Füßen her und beginnen Sie die Massage mit einfühlsamen Streichungen.
- Massieren Sie anschließend die Zonen der Wirbelsäule. Aktivieren Sie sanft und dynamisch zunächst die Zonen am rechten, dann am linken Fuß. Treffen Sie auf eine schmerzende Zone, wenden Sie an dieser Zone den sedierenden Arbeitsgriff an (Seite 9).
- Aktivieren Sie danach die Zonen der oberen Lymphwege, indem Sie mit Daumen und Zeigefinger die einzelnen Hautfalten zwischen den Zehen mit einem leichten Zangengriff bearbeiten.
- Aktivieren Sie nun die Zonen des Verdauungssystems: die Magenzone, die Zone des Zwölffingerdarms und die Zone der Bauchspeicheldrüse, zuerst am rechten, dann am linken Fuß.

  Wechseln Sie anschließend zur Leberzone am rechten Fuß und zur Milzzone am linken Fuß. Arbeiten Sie

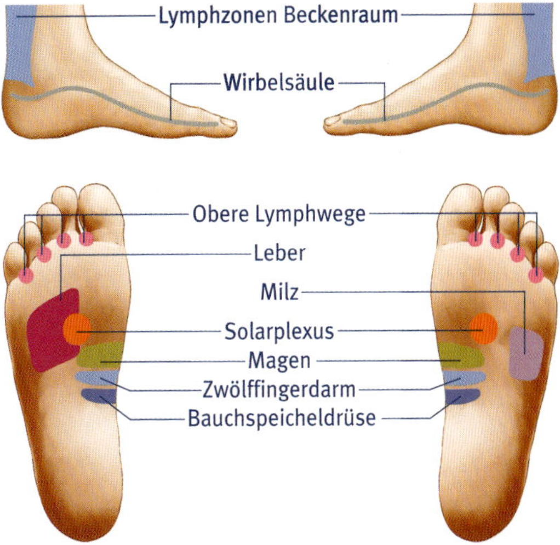

sanft aktivierend. Massieren Sie die Leberzone am rechten Fuß und die Milzzone am linken Fuß etwas länger.
Schmerzende Zonen dürfen Sie nur sedieren.

- Setzen Sie danach an beiden Füßen gleichzeitig den Entspannungsgriff an den Reflexzonen des Solarplexus ein (Seite 10). Bleiben Sie einige Minuten lang mit sanftem Druck auf diesen Zonen und lösen Sie dann behutsam den Kontakt.
- Massieren Sie anschließend die Lymphzonen des Becken- und Bauchraums. Streichen Sie dazu einige Male sanft und rhythmisch vom Unterschenkel zum Knöchel, zuerst am rechten, dann am linken Fuß (Seite 17). Achten Sie darauf, dass Ihre Hände dabei möglichst viel Hautkontakt haben.
- Streichen Sie zum Abschluss die Füße aus: auf der Innenseite nach oben, auf der Außenseite nach unten.

Heuschnupfen

Heuschnupfen ist allergisch bedingt. Die Schleimhäute schwellen an, jucken und produzieren wässrigen Nasenschleim, wodurch die Nase ständig verstopft ist. Häufig kommt es zu regelrechten Niesanfällen sowie zu geröteten und tränenden Augen.
Wandern die Beschwerden vom Nasen-Rachen-Raum in die Bronchien, so kann die Infektion dort zu einem Pollenasthma führen. Leiden Sie regelmäßig und länger anhaltend unter Heuschnupfen, sollten Sie einen Arzt aufsuchen. Denn durch eine entsprechende Therapie kann das Asthmarisiko gesenkt werden.
Ergänzen Sie bei einer bestehenden Pollenallergie das Massageprogramm für Heuschnupfen mit dem für »Allergische Reaktionen« (Seite 18).

So gehen Sie vor

- Stellen Sie Kontakt zu den Füßen her und beginnen Sie die Massage mit einfühlsamen Streichungen.
- Massieren Sie anschließend die Zonen der Wirbelsäule. Aktivieren Sie sanft und dynamisch zunächst die Zonen am rechten, dann am linken Fuß. Treffen Sie auf eine schmerzende Zone, wenden Sie an dieser Zone den sedierenden Arbeitsgriff an (Seite 9).
- Aktivieren Sie danach die Zonen der Hypophyse an den beiden großen Zehen und die Kopfzonen auf den beiden Kleinzehen. Sie können diese Zonen links und rechts gleichzeitig mit beiden Händen massieren.
- Sedieren Sie auf den großen Zehen des rechten und des linken Fußes die Zonen von Mund, Nasen- und Rachenraum. Bei Entzündungen im Augenbereich sedieren Sie zusätzlich die Augenzonen.
- Aktivieren Sie anschließend die Zonen der oberen Lymphwege, indem Sie mit Daumen und Zeigefinger die einzelnen Hautfalten zwischen den Zehen mit einem leichten Zangengriff massieren.

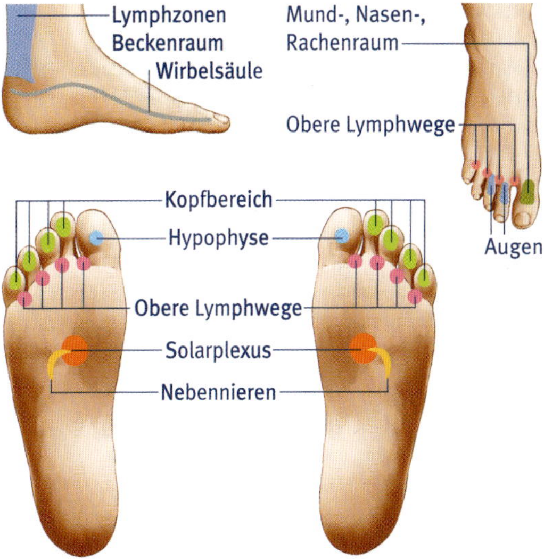

- Aktivieren Sie anschließend etwas kräftiger die Zonen der Nebennieren etwa eine Minute pro Fuß. Auch wenn diese Zonen schmerzen, werden sie aktiviert.
- Setzen Sie danach an beiden Füßen gleichzeitig den Entspannungsgriff an den Reflexzonen des Solarplexus ein (Seite 10). Bleiben Sie einige Minuten lang mit sanftem Druck auf diesen Zonen und lösen Sie dann behutsam den Kontakt.
- Massieren Sie anschließend die Lymphzonen des Becken- und Bauchraums. Streichen Sie dazu einige Male sanft und rhythmisch vom Unterschenkel zum Knöchel, zuerst am rechten, dann am linken Fuß (Seite 17). Achten Sie darauf, dass Ihre Hände dabei möglichst viel Hautkontakt haben.
- Streichen Sie zum Abschluss die Füße aus: auf der Innenseite nach oben, auf der Außenseite nach unten.

Hormonelle Störungen

Hormone sind körpereigene Botenstoffe, die Informationen übermitteln. Sie werden in Drüsenzellen bestimmter Organsysteme gebildet und anschließend ins Blut abgegeben. Über die Blutbahn gelangen die Hormone zu Zellen mit so genannten Rezeptoren, die ihre »Nachricht« entschlüsseln können.
Hormonelle Störungen führen zum Beispiel zu Störungen des Drüsensystems, Funktionsstörungen der Schilddrüse und der Eierstöcke, zu Wachstumsstörungen, Erektionsproblemen, Kopfschmerzen oder Gewichtszunahme. In vielen Fällen spielen auch psychische Belastungen und Stressfaktoren eine Rolle.
Mit einer regelmäßig angewandten Reflexzonen-Massage unterstützen Sie die Normalisierung der hormonellen Steuerung in Ihrem Körper.

So gehen Sie vor

- Stellen Sie Kontakt zu den Füßen her und beginnen Sie die Massage mit einfühlsamen Streichungen.
- Massieren Sie anschließend die Zonen der Wirbelsäule. Aktivieren Sie sanft und dynamisch zunächst die Zonen am rechten, dann am linken Fuß. Treffen Sie auf eine schmerzende Zone, wenden Sie an dieser Zone den sedierenden Arbeitsgriff an (Seite 9).
- Aktivieren Sie danach die Zonen des Brust- und Bauchraums am rechten und linken Fuß.
- Aktivieren Sie die Zonen der Hypophyse und des Gehirns an den beiden großen Zehen sowie die Kopfzonen auf den kleinen Zehen. Sie können diese Zonen an beiden Füßen gleichzeitig mit beiden Händen massieren.
- Massieren Sie aktivierend die Zonen der Schilddrüse, der Nebennieren und der Bauchspeicheldrüse am rechten und linken Fuß. Anschließend aktivieren Sie am linken Fuß die Zone der Milz.

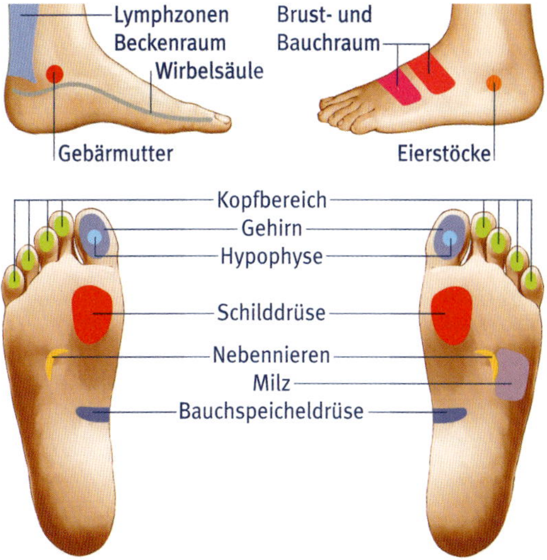

- Aktivieren Sie nun sanft die Zonen der Eierstöcke und der Gebärmutter, indem Sie von den Außenknöcheln zu den Innenknöcheln arbeiten.
- Setzen Sie danach an beiden Füßen gleichzeitig den Entspannungsgriff an den Reflexzonen des Solarplexus ein (Seite 10). Bleiben Sie einige Minuten lang mit sanftem Druck auf diesen Zonen und lösen Sie dann behutsam den Kontakt.
- Massieren Sie anschließend die Lymphzonen des Becken- und Bauchraums. Streichen Sie dazu einige Male sanft und rhythmisch vom Unterschenkel zum Knöchel, zuerst am rechten, dann am linken Fuß (Seite 17). Achten Sie darauf, dass Ihre Hände dabei möglichst viel Hautkontakt haben.
- Streichen Sie zum Abschluss die Füße aus: auf der Innenseite nach oben, auf der Außenseite nach unten.

Immunsystem-Stärkung

Die Immunabwehr soll das Eindringen von Bakterien und Viren in den Körper verhindern. Diese können Krankheiten und Infektionen hervorrufen. Verliert das Immunsystem diese Fähigkeit, kann es zum Beispiel zu allergischen Überreaktionen kommen (Seite 18).
Viele Zusammenhänge der Immunabwehr sind wissenschaftlich noch nicht erforscht. Fest steht allerdings, dass andauernder Stress das Immunsystem schwächt.
Eine regelmäßig angewandte Reflexzonen-Massage kann einen wesentlichen Beitrag dazu leisten, dass Sie Ihre Widerstandskräfte stärken und Ihr Organismus belastbarer wird. Als Basistraining zur Stärkung der Immunabwehr führen Sie drei Monate lang das folgende Massageprogramm einmal pro Woche durch.

So gehen Sie vor

- Stellen Sie Kontakt zu den Füßen her und beginnen Sie die Massage mit einfühlsamen Streichungen.
- Massieren Sie anschließend die Zonen der Wirbelsäule. Aktivieren Sie sanft und dynamisch zunächst die Zonen am rechten, dann am linken Fuß. Treffen Sie auf eine schmerzende Zone, wenden Sie an dieser Zone den sedierenden Arbeitsgriff an (Seite 9).
- Aktivieren Sie die Zonen der Hypophyse an den beiden großen Zehen sowie die Kopfzonen auf beiden kleinen Zehen.
- Massieren Sie anschließend die Zonen der oberen Lymphwege, indem Sie mit Daumen und Zeigefinger die einzelnen Hautfalten zwischen den Zehen mit einem leichten Zangengriff bearbeiten.
- Aktivieren Sie nun die Zonen der Schilddrüse, der Nebennieren und der Bauchspeicheldrüse, zuerst am rechten, dann am linken Fuß. Aktivieren Sie danach am rechten Fuß die Leberzone und am linken Fuß die Zone der Milz.

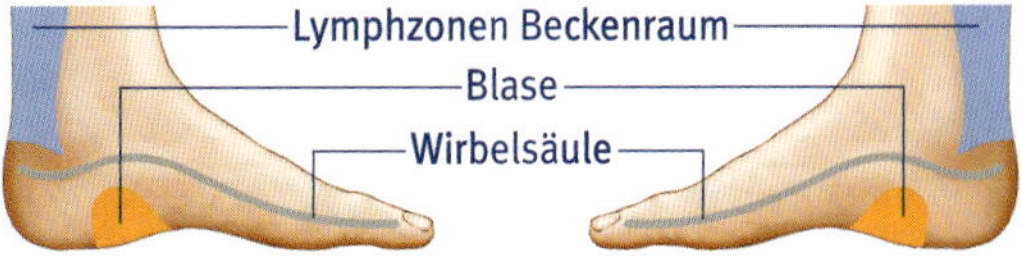

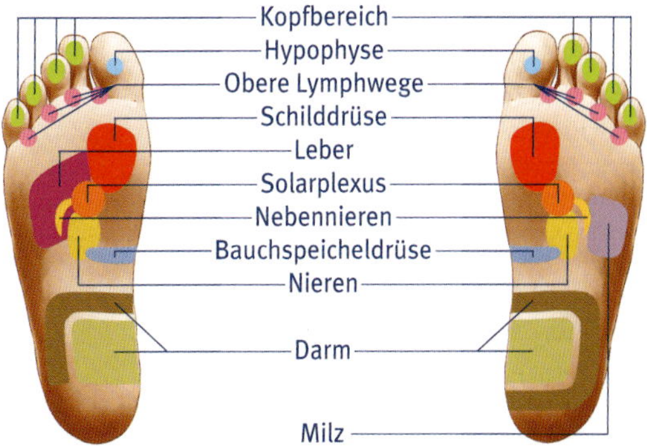

- Massieren Sie sanft aktivierend die Zonen der Nieren und der Blase, zuerst am rechten, dann am linken Fuß. Aktivieren Sie anschließend die Darmzonen. Treffen Sie auf eine schmerzende Zone, wenden Sie dort den sedierenden Arbeitsgriff an (Seite 9).
- Setzen Sie danach an beiden Füßen gleichzeitig mit sanftem Druck einige Minuten lang den Entspannungsgriff an den Reflexzonen des Solarplexus ein (Seite 10).
- Massieren Sie anschließend mit viel Hautkontakt die Lymphzonen des Becken- und Bauchraums. Streichen Sie dazu einige Male sanft und rhythmisch vom Unterschenkel zum Knöchel, zuerst am rechten, dann am linken Fuß (Seite 17).
- Streichen Sie zum Abschluss die Füße aus: auf der Innenseite nach oben, auf der Außenseite nach unten.

Ischiasbeschwerden

Der Ischiasnerv ist einer der längsten Nervenstränge im menschlichen Körper. Er verläuft mit vielen Verzweigungen vom Kreuzbeinbereich bis zu den Zehen. Wird der Ischiasnerv an der Austrittsstelle im Bereich der Wirbelsäule blockiert, kann dies schmerzen, unangenehm kribbeln oder die Beweglichkeit von Bein und Fuß einschränken. Nach einer abrupten, unkontrollierten Bewegung oder beim Heben schwerer Lasten kann es zu plötzlich einschießenden Schmerzen im Lendenwirbelbereich kommen. Im Volksmund wird das »Hexenschuss« genannt. Wird ein Nervenast eingeklemmt, können schmerzhafte Bewegungseinschränkungen und heftige Rückenschmerzen die Folgen sein. Viele Beschwerden im Bereich der Lendenwirbelsäule entstehen auch durch Muskelverspannungen rund um die Nervenaustrittstellen.
Die sedierende Reflexzonen-Massage wirkt entspannend und lindert dadurch die Schmerzen, was mehr Beweglichkeit ermöglicht.
Hinweis: Holen Sie bei allen Wirbelsäulenbeschwerden immer fachärztlichen Rat ein!

So gehen Sie vor

- Stellen Sie Kontakt zu den Füßen her und beginnen Sie die Massage mit einfühlsamen Streichungen.
- Massieren Sie anschließend die Zonen der Wirbelsäule. Aktivieren Sie sanft und dynamisch zunächst die Zonen am rechten, dann am linken Fuß. Konzentrieren Sie sich dabei besonders auf die Bereiche von Lendenwirbelsäule, Kreuzbein und Steißbein (unterhalb der Innenknöchel bis in die Fersen). Treffen Sie auf eine schmerzende Zone, wenden Sie dort den sedierenden Arbeitsgriff an (Seite 9).
- Massieren Sie auf beiden Füßen die Nackenzonen und die Zonen des Schultergürtels, zuerst am rechten, dann am linken Fuß.

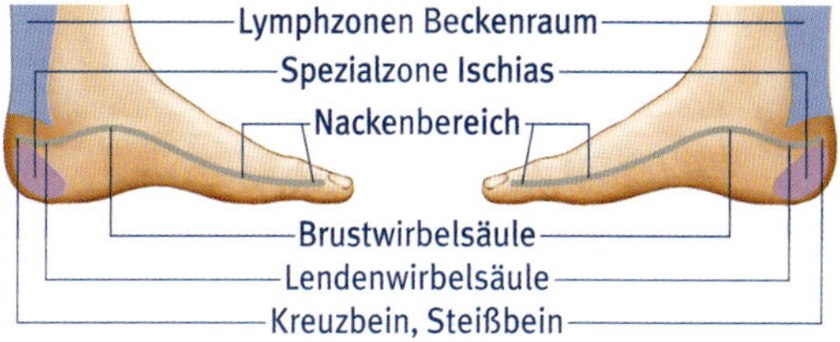

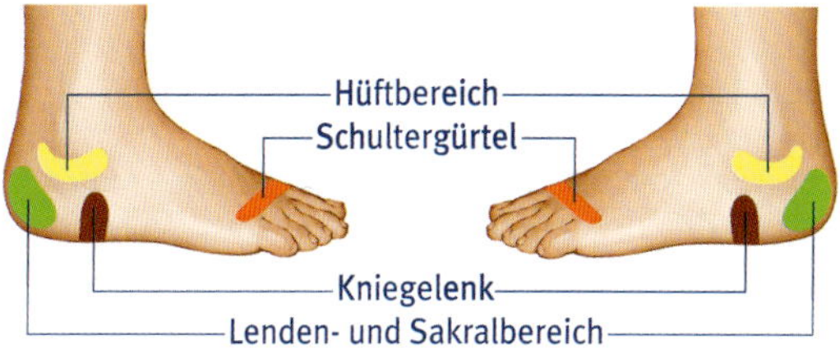

- Sedieren Sie danach an der Fußaußenseite die Zonen des Kniegelenks und des Hüftbereichs.
- Bei akuten Schmerzen sedieren Sie zudem die Spezialzonen des Lenden- und Sakralbereichs auf der Fußaußenseite.
- Bei akuten Ischiasproblemen sedieren Sie die Spezialzonen auf der Fußinnenseite.
- Setzen Sie danach an beiden Füßen gleichzeitig mit sanftem Druck einige Minuten lang den Entspannungsgriff an den Reflexzonen des Solarplexus ein (Seite 10).
- Massieren Sie anschließend die Lymphzonen des Becken- und Bauchraums mit viel Hautkontakt. Streichen Sie dazu einige Male sanft und rhythmisch vom Unterschenkel zum Knöchel, zuerst am rechten, dann am linken Fuß (Seite 17).
- Streichen Sie zum Abschluss die Füße aus: auf der Innenseite nach oben, auf der Außenseite nach unten.

Konzentrationsschwierigkeiten

Konzentration ist ein Zustand gesteigerter geistiger Wachheit. Er setzt körperliche und geistige Kräfte frei, die auf ein bestimmtes Ziel hin ausgerichtet werden. Konzentration ist die Voraussetzung dafür, im Beruf, in der Schule oder beim Sport etwas zu leisten. Den ganzen Tag über strömen unzählige Reize auf uns ein, die wir ordnen und in wichtige und unwichtige trennen müssen. Das überfordert uns oft und nimmt uns mentale und körperliche Energien, worunter auch unsere Fähigkeit zur Konzentration leidet. Diese ist zwar erlernbar, sie lässt sich jedoch nicht erzwingen.
Die Reflexzonen-Massage unterstützt die Regulation der körperlichen Energien und sorgt dafür, dass Sie ruhiger und ausgeglichener werden.

So gehen Sie vor

- Stellen Sie Kontakt zu den Füßen her und beginnen Sie die Massage mit einfühlsamen Streichungen.
- Massieren Sie anschließend die Zonen der Wirbelsäule. Aktivieren Sie sanft und dynamisch zunächst die Zonen am rechten, dann am linken Fuß. Treffen Sie auf eine schmerzende Zone, wenden Sie an dieser Zone den sedierenden Arbeitsgriff an (Seite 9).
- Aktivieren Sie die Gehirnzonen und die Zonen der Hypophyse an beiden großen Zehen sowie die Kopfzonen auf den kleinen Zehen.
- Massieren Sie anschließend die Zonen der oberen Lymphwege, indem Sie mit Daumen und Zeigefinger die einzelnen Hautfalten zwischen den Zehen mit einem leichten Zangengriff bearbeiten.
- Aktivieren Sie dann sanft und etwas länger die Zone der Leber am rechten Fuß.
- Setzen Sie danach an beiden Füßen gleichzeitig den Entspannungsgriff an den Reflexzonen des Solarplexus ein (Seite 10). Verstärken Sie nach etwa drei

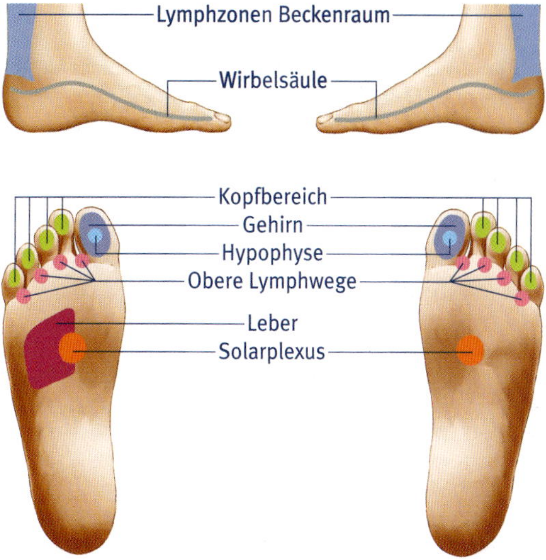

Minuten sanft den Druck, wenn der Massierte einatmet. Verringern Sie den Druck wieder, wenn er ausatmet. Diese Massagetechnik unterstützt die entspannende Wirkung über eine tief greifende Atemregulation. Lösen Sie nach einigen Minuten behutsam den Kontakt.

- Massieren Sie nochmals aktivierend mit kreisenden Bewegungen Ihrer Daumenkuppen und mit etwas stärkerem Druck die Kopfzonen.
- Anschließend massieren Sie mit viel Hautkontakt die Lymphzonen des Becken- und Bauchraums. Streichen Sie dazu einige Male sanft und rhythmisch vom Unterschenkel zum Knöchel, zuerst am rechten, dann am linken Fuß (Seite 17).
- Streichen Sie zum Abschluss die Füße aus: auf der Innenseite nach oben, auf der Außenseite nach unten.

Kopfschmerzen und Migräne

Bei Kopfschmerzen ist der Kopf selbst meist nicht krank. Die häufigsten Auslöser von Kopfschmerzen sind Übermüdung, Hunger und Durst, Stress und Verspannungen. Schmerzstillende Medikamente allein unterdrücken lediglich die Wahrnehmung des Schmerzes. Wichtig sind vor allem Ruhe, Entspannung und viel Bewegung. Auch verschiedene Entspannungstechniken helfen gegen die Schmerzen. Sie tragen zum Beispiel dazu bei, über das Gehirn gezielt in den Entstehungsmechanismus von Migräne einzugreifen und die Schmerzen zu verzögern oder sogar zu verhindern.
Regelmäßige Reflexzonen-Massagen können die Schmerzattacken seltener, weniger intensiv und kürzer machen. Außerdem kann die Arbeit an den Füßen die Kopflastigkeit ausgleichen, wenn die Balance zwischen der Verstandes- und der Gefühlsenergie gestört ist.

So gehen Sie vor

- Stellen Sie Kontakt zu den Füßen her und beginnen Sie die Massage mit einfühlsamen Streichungen.
- Massieren Sie anschließend die Zonen der Wirbelsäule. Aktivieren Sie sanft und dynamisch zunächst die Zonen am rechten, dann am linken Fuß. Treffen Sie auf eine schmerzende Zone, wenden Sie an dieser Zone den sedierenden Arbeitsgriff an (Seite 9).
- Aktivieren Sie die Gehirnzonen und die Zonen der Hypophyse an den beiden großen Zehen sowie die Kopf-, Augen- und Ohrenzonen an den Kleinzehen.
- Massieren Sie anschließend die Zonen der oberen Lymphwege, indem Sie mit Daumen und Zeigefinger die einzelnen Hautfalten zwischen den Zehen mit einem leichten Zangengriff bearbeiten.
- Aktivieren Sie mit etwas kräftigerem Druck die Nackenzonen sowie die Zonen des Schultergürtels an beiden Fußsohlen.

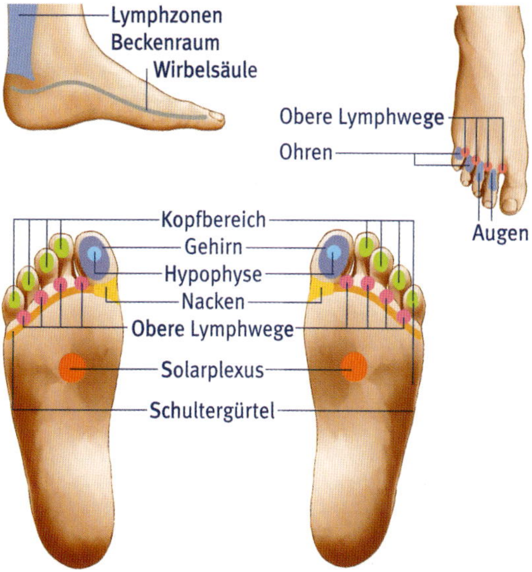

- Setzen Sie danach an beiden Füßen gleichzeitig den Entspannungsgriff an den Reflexzonen des Solarplexus ein (Seite 10). Bleiben Sie einige Minuten lang mit sanftem Druck auf diesen Zonen. Verstärken Sie den Druck etwas, wenn der Massierte einatmet. Verringern Sie den Druck, wenn er ausatmet. Lösen Sie dann behutsam den Kontakt.
- Massieren Sie anschließend die Lymphzonen des Becken- und Bauchraums. Streichen Sie dazu einige Male sanft und rhythmisch vom Unterschenkel zum Knöchel, zuerst am rechten, dann am linken Fuß (Seite 17). Achten Sie darauf, dass Ihre Hände dabei möglichst viel Hautkontakt haben.
- Streichen Sie zum Abschluss die Füße aus: auf der Innenseite nach oben, auf der Außenseite nach unten.

Krampfadern

Krampfadern sind funktionsuntüchtige oberflächliche Venen, die häufig anlagebedingt entstehen. Sie zeigen sich unter der Haut als erweiterte, verlängerte und geschlungene Adern. Durch langes Sitzen oder Stehen entsteht Druck auf das Venensystem, was zu Blutstauungen und zu Gefäßerweiterungen führt. Anfangs sind Krampfadern kaum spürbar und eher ein kosmetisches Problem. Im fortgeschrittenen Stadium aber können sie zum Beispiel ein dauerndes Schweregefühl in den Beinen, vermehrte Wadenkrämpfe und ein sehr schmerzhaftes Ziehen in den betroffenen Beinbereichen verursachen.
Regelmäßige Reflexzonen-Massagen helfen gegen die ziehenden Schmerzen und das Schweregefühl.

So gehen Sie vor

- Stellen Sie Kontakt zu den Füßen her und beginnen Sie die Massage mit einfühlsamen Streichungen.
- Massieren Sie anschließend die Zonen der Wirbelsäule. Aktivieren Sie sanft und dynamisch zunächst die Zonen am rechten, dann am linken Fuß. Treffen Sie auf eine schmerzende Zone, wenden Sie an dieser Zone den sedierenden Arbeitsgriff an (Seite 9).
- Bearbeiten Sie anschließend die Zonen der oberen Lymphwege, indem Sie mit Daumen und Zeigefinger die einzelnen Hautfalten zwischen den Zehen mit einem leichten Zangengriff massieren.
- Aktivieren Sie mit sanften und dynamischen Massagebewegungen die Zone des Herzens am linken Fuß. Aktivieren Sie anschließend am rechten Fuß zunächst die Zone der Leber. Verstärken Sie anschließend den Massagedruck in der Daumenkuppe und massieren Sie die Gallenzone, indem Sie etwas tiefer ins Fußgewebe arbeiten.
  Wenn diese Zonen schmerzhaft reagieren, dann wenden Sie wieder den sedierenden Massagegriff an.

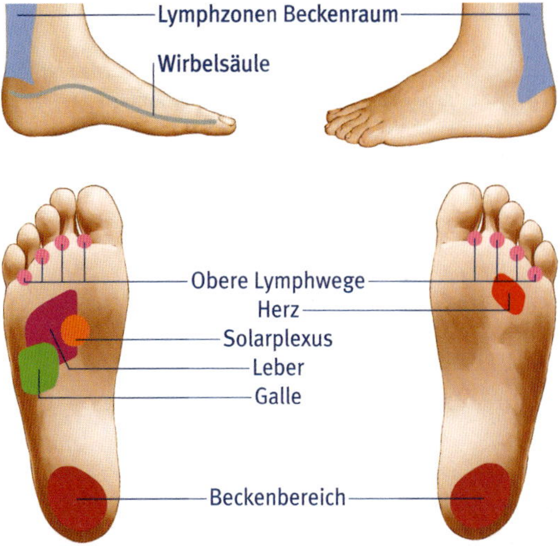

- Aktivieren Sie die Zonen des Beckenraums an beiden Fersen, zuerst am rechten, dann am linken Fuß. Arbeiten Sie an den Fersenballen mit kräftigem Druck abwechselnd mit beiden Daumen.
- Setzen Sie danach an beiden Füßen gleichzeitig den Entspannungsgriff an den Reflexzonen des Solarplexus ein (Seite 10). Bleiben Sie einige Minuten lang mit sanftem Druck auf diesen Zonen und lösen Sie dann behutsam den Kontakt.
- Massieren Sie anschließend die Lymphzonen des Becken- und Bauchraums. Streichen Sie dazu einige Male sanft und rhythmisch vom Unterschenkel zum Knöchel, zuerst am rechten, dann am linken Fuß (Seite 17). Achten Sie darauf, dass Ihre Hände dabei möglichst viel Hautkontakt haben.
- Streichen Sie zum Abschluss die Füße aus: auf der Innenseite nach oben, auf der Außenseite nach unten.

Kreislauf- und Blutdruckprobleme

Immer mehr Menschen haben Probleme mit dem Kreislauf und dem Blutdruck. Beim Bluthochdruck (Hypertonie) liegt der höhere, der systolische Wert, ständig über 140 mm Hg. Betroffene leiden zum Beispiel unter Kopfschmerzen, Schwindelgefühl, Schlafstörungen, andauernder Gereiztheit, und sie stehen scheinbar permanent »unter Druck«.
Beim Blutniederdruck (Hypotonie) liegt der niedere, der systolische Wert unter 100 mm Hg. Die Blutdruckschwankungen gehen einher mit Müdigkeit, Blässe, Unlust und Antriebsschwäche sowie mit Startschwierigkeiten am Morgen. Begleiterscheinung können wie beim Hochdruck Kopfweh und Schwindelgefühl sein, vor allem aber Niedergeschlagenheit, verstärkte Wetterfühligkeit und ein erhöhtes Schlafbedürfnis. Lassen Sie Blutdruckprobleme immer von einem Arzt abklären!
Reflexzonen-Massage hilft bei Kreislauf-Problemen und damit einhergehendem Schwindel, die vor allem auf Fehlsteuerungen und Überlastungen des vegetativen Nervensystems zurückzuführen sind.
Hinweis: Bei schweren Herz-Kreislauferkrankungen dürfen Sie keine Reflexzonen-Massage anwenden!

So gehen Sie vor

- Stellen Sie Kontakt zu den Füßen her und beginnen Sie die Massage mit einfühlsamen Streichungen.
- Massieren Sie anschließend die Zonen der Wirbelsäule. Aktivieren Sie sanft und dynamisch zunächst die Zonen am rechten, dann am linken Fuß. Treffen Sie auf eine schmerzende Zone, wenden Sie an dieser Zone den sedierenden Arbeitsgriff an (Seite 9).
- Aktivieren Sie dann die Zonen der oberen Lymphwege, indem Sie mit Daumen und Zeigefinger die einzelnen Hautfalten zwischen den Zehen mit einem leichten Zangengriff massieren.

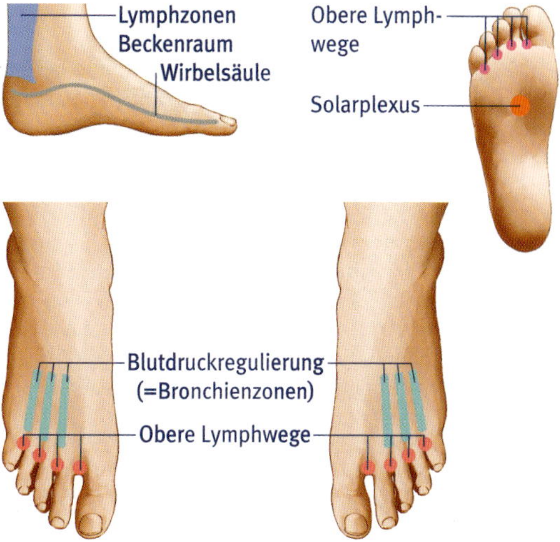

- ➤ Streifen Sie danach an beiden Füßen die Furchen der Mittelfußknochen in Richtung Zehen aus.
  Dieser Griff harmonisiert gleichermaßen bei Bluthoch- und Blutniederdruck.
  Streichen Sie diese Zonen einige Minuten lang.
- ➤ Setzen Sie danach an beiden Füßen gleichzeitig den Entspannungsgriff an den Reflexzonen des Solarplexus ein (Seite 10). Bleiben Sie einige Minuten lang mit sanftem Druck auf diesen Zonen und lösen Sie dann behutsam den Kontakt.
- ➤ Massieren Sie anschließend mit viel Hautkontakt die Lymphzonen des Becken- und Bauchraums. Streichen Sie dazu einige Male sanft und rhythmisch vom Unterschenkel zum Knöchel, zuerst am rechten, dann am linken Fuß (Seite 17).
- ➤ Streichen Sie zum Abschluss die Füße aus: auf der Innenseite nach oben, auf der Außenseite nach unten.

Lymphstauungen

Das Lymphsystem als Teil des Immunsystems durchzieht den ganzen Körper. Die Lymphbahnen verlaufen parallel zu den Venen in Lymphknoten zusammen und werden von dort über große »Sammelbahnen« weitergeführt. In den Bahnen wird die Lymphe transportiert, eine Flüssigkeit, die Partikel und Zellen des körpereigenen Abwehrsystems enthält. In der Lymphe findet der Stoffaustausch zwischen dem Blut und jenen Zellen statt, die die Blutgefäße nicht erreichen können. So transportiert das Lymphsystem Nahrungsfette aus dem Darm und befreit die Zellzwischenräume von überschüssiger Flüssigkeit. Es filtert krankheitserregende Mikroorganismen und bildet weiße Blutkörperchen sowie Antikörper.
Mit der Reflexzonen-Massage aktivieren Sie das Lymphsystem und fördern die Reinigung und Entgiftung des gesamten Organismus.

So gehen Sie vor

- Stellen Sie Kontakt zu den Füßen her und beginnen Sie die Massage mit einfühlsamen Streichungen.
- Massieren Sie anschließend die Zonen der Wirbelsäule. Aktivieren Sie sanft und dynamisch zunächst die Zonen am rechten, dann am linken Fuß. Treffen Sie auf eine schmerzende Zone, wenden Sie an dieser Zone den sedierenden Arbeitsgriff an (Seite 9).
- Aktivieren Sie danach etwas länger die Zonen der oberen Lymphwege, indem Sie mit Daumen und Zeigefinger die einzelnen Hautfalten zwischen den Zehen mit einem leichten Zangengriff bearbeiten.
- Massieren Sie nun sanft aktivierend am linken Fuß die Zone der Milz.
- Aktivieren Sie anschließend zuerst am rechten, dann am linken Fuß die Zonen der Nieren und der Blase. Reagiert eine Zone schmerzhaft, dann sedieren Sie diese Stelle wieder, bis der Schmerz verschwunden ist.

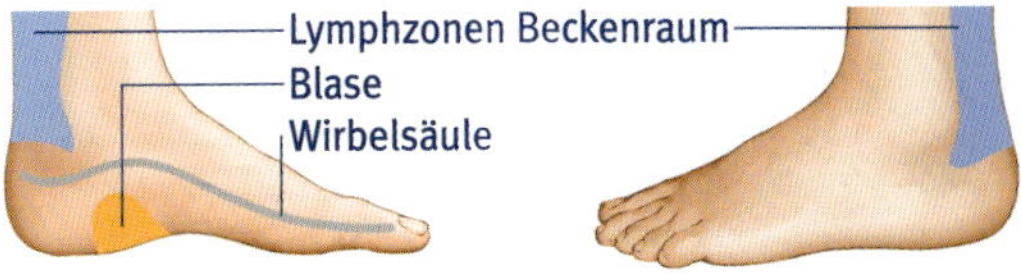

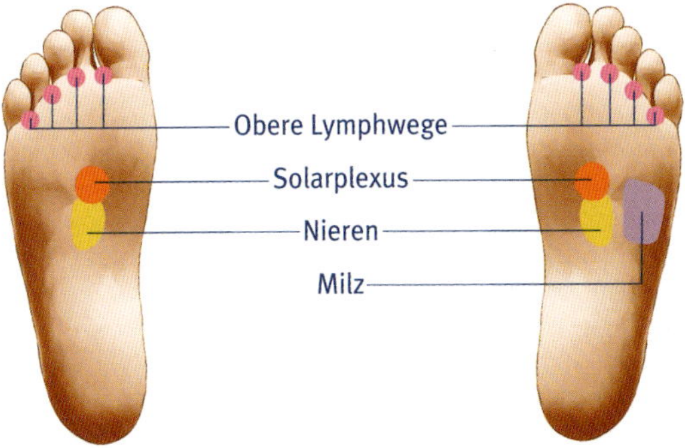

L

- Setzen Sie danach an beiden Füßen gleichzeitig den Entspannungsgriff an den Reflexzonen des Solarplexus ein (Seite 10). Bleiben Sie einige Minuten lang mit sanftem Druck auf diesen Zonen. Verstärken Sie den Druck etwas, wenn der Massierte einatmet. Verringern Sie den Druck, wenn er ausatmet. Lösen Sie dann behutsam den Kontakt.
- Massieren Sie anschließend die Lymphzonen des Becken- und Bauchraums. Streichen Sie dazu einige Male sanft und rhythmisch vom Unterschenkel zum Knöchel, zuerst am rechten, dann am linken Fuß (Seite 17). Achten Sie darauf, dass Ihre Hände dabei möglichst viel Hautkontakt haben.
- Streichen Sie zum Abschluss die Füße aus: auf der Innenseite nach oben, auf der Außenseite nach unten.

Magen- und Darmbeschwerden

Die Ursache für Magenschmerzen, Sodbrennen und Durchfall kann falsches oder schlechtes Essen sein. Zu üppige Mahlzeiten, zu heiße oder kalte Speisen, ein Übermaß an Alkohol oder Süßigkeiten können zu Reizungen der Magenschleimhaut führen. Auch Hektik, Aufregung und Ärger schlagen vielen Menschen auf den Magen. Typisch für Magen- und Darmbeschwerden sind Schmerzen im Oberbauch, ein Völlegefühl, Magendrücken und Übelkeit.
Suchen Sie einen Arzt auf, wenn plötzlich unerklärliche Bauchschmerzen auftreten, Sie Blut im Stuhl sehen oder längere Zeit an Durchfall leiden.
Gegen alle Magen- und Darmbeschwerden hilft Stressabbau. Entspannungstechniken wie Autogenes Training können ebenso helfen wie die Reflexzonen-Massage. Sie sorgt für eine Harmonisierung, normalisiert die Drüsentätigkeit der Magenschleimhaut und verbessert die Darmbewegungen.

So gehen Sie vor

- Stellen Sie Kontakt zu den Füßen her und beginnen Sie die Massage mit einfühlsamen Streichungen.
- Massieren Sie anschließend die Zonen der Wirbelsäule. Aktivieren Sie sanft und dynamisch zunächst die Zonen am rechten, dann am linken Fuß. Treffen Sie auf eine schmerzende Zone, wenden Sie an dieser Zone den sedierenden Arbeitsgriff an (Seite 9).
- Massieren Sie die Zonen des Magens, des Zwölffingerdarms und der Bauchspeicheldrüse zuerst am rechten Fuß, anschließend am linken. Sedieren Sie die Zone, wenn sie schmerzt (Seite 9).
- Aktivieren Sie die Leberzone und die Zone der Gallenblase am rechten Fuß, anschließend die Zone der Milz am linken Fuß. Wenden Sie bei schmerzenden Zonen wiederum den sedierenden Griff an.

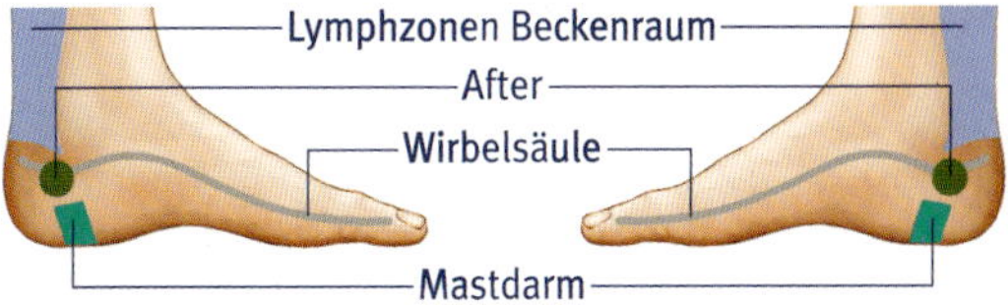

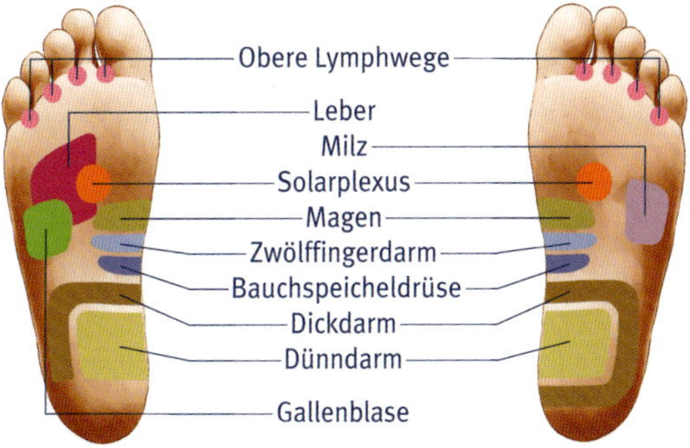

- Massieren Sie nun die Zonen von Dünndarm, Dickdarm, Mastdarm und After, zuerst am rechten, dann am linken Fuß. Sedieren Sie schmerzhafte Zonen.
- Setzen Sie danach an beiden Füßen gleichzeitig den Entspannungsgriff an den Reflexzonen des Solarplexus ein (Seite 10). Bleiben Sie einige Minuten lang mit sanftem Druck auf diesen Zonen und lösen Sie dann behutsam den Kontakt.
- Massieren Sie anschließend die Lymphzonen des Becken- und Bauchraums. Streichen Sie dazu einige Male sanft und rhythmisch vom Unterschenkel zum Knöchel, zuerst am rechten, dann am linken Fuß (Seite 17). Achten Sie darauf, dass Ihre Hände dabei möglichst viel Hautkontakt haben.
- Streichen Sie zum Abschluss die Füße aus: auf der Innenseite nach oben, auf der Außenseite nach unten.

Menstruationsbeschwerden

Viele, vor allem junge Frauen leiden an unregelmäßigen Zyklen und ziehenden, oft krampfartig auftretenden Schmerzen im Unterbauch vor und während der Periode. Ursache sind meist leichte Störungen im Hormonhaushalt, aber auch psychische Faktoren können eine Rolle spielen. Beim so genannten Prämenstruellen Syndrom (PMS) leiden viele Frauen an Wassereinlagerungen im Gewebe, Schmerzen im Kreuz und Rücken, einer vergrößerten Brust, Kopfschmerzen und psychischen Verstimmungen. Dagegen helfen kleine Ruhepausen, viel frische Luft und leichte sportliche Betätigungen.
Eine regelmäßige Reflexzonen-Massage kann dazu beitragen, dass sich der Zyklus stabilisiert und unangenehme Begleitsymptome fast verschwinden. Bei akuten Regelkrämpfen wirkt die sedierende Massage der Beckenzonen entkrampfend und erleichternd.

So gehen Sie vor

- Stellen Sie Kontakt zu den Füßen her und beginnen Sie die Massage mit einfühlsamen Streichungen.
- Massieren Sie anschließend die Zonen der Wirbelsäule. Aktivieren Sie sanft und dynamisch zunächst die Zonen am rechten, dann am linken Fuß. Treffen Sie auf eine schmerzende Zone, wenden Sie an dieser Zone den sedierenden Arbeitsgriff an (Seite 9).
- Aktivieren Sie nun quer über den Fußrücken die Zonen von Brust- und Bauchraum, zuerst am rechten, dann am linken Fuß.
- Massieren Sie danach die Zonen der Hypophyse an den beiden großen Zehen, zuerst links, dann rechts.
- Aktivieren Sie mit etwas kräftigerem Druck die Beckenzonen im Fersenbereich der Fußsohlen.
- Massieren Sie mit einem sanft sedierenden Griff über die Zonen der Beckenorgane: Eierstöcke, Eileiter und Gebärmutter. Beginnen Sie an den Außenknöcheln

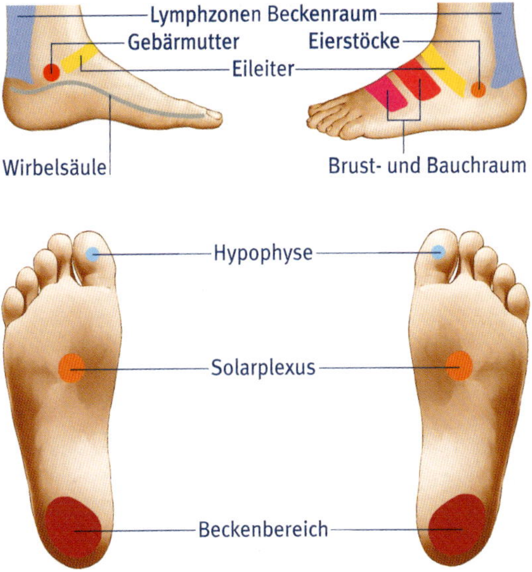

der Füße und arbeiten Sie sich Schritt für Schritt zu den Innenknöcheln vor.

- Setzen Sie danach an beiden Füßen gleichzeitig den Entspannungsgriff an den Reflexzonen des Solarplexus ein (Seite 10). Bleiben Sie einige Minuten lang mit sanftem Druck auf diesen Zonen und lösen Sie dann behutsam den Kontakt.
- Massieren Sie anschließend die Lymphzonen des Becken- und Bauchraums. Streichen Sie dazu einige Male sanft und rhythmisch vom Unterschenkel zum Knöchel, zuerst am rechten, dann am linken Fuß (Seite 17). Achten Sie darauf, dass Ihre Hände dabei möglichst viel Hautkontakt haben.
- Streichen Sie zum Abschluss die Füße aus: auf der Innenseite nach oben, auf der Außenseite nach unten.

Nacken- und Schulterverspannungen

Mangelnde Bewegung und falsches Sitzen sind die Hauptursachen für einen schmerzenden Nacken und Schulterverspannungen. Viele Menschen sitzen zum Beispiel lange vor dem Computer und nehmen dabei eine einseitige, nach vorn gerichtete Haltung ein. Ändern sie diese Position, dann entsteht im Schulterbereich ein ziehender Schmerz, der sich meist auf mehrere sehr druckempfindliche Stellen erstreckt.
Um Verspannungen zu vermeiden, machen Sie im Büro- und Arbeitsalltag am besten immer wieder entspannende Ausgleichsbewegungen. Auch bei längeren Autofahrten können Sie auf diese Weise möglichen Kopfschmerzen und Konzentrationsstörungen durch Nackenverspannungen vorbeugen.
Die Reflexzonen-Massage lockert sehr wirksam Verspannungen im Schulterbereich. Dafür müssen Sie vor allem die Zonen des Nackenbereichs und des Schultergürtels auf den Fußsohlen etwas kräftiger aktivieren.

So gehen Sie vor

- Stellen Sie Kontakt zu den Füßen her und beginnen Sie die Massage mit einfühlsamen Streichungen.
- Massieren Sie anschließend die Zonen der Wirbelsäule. Aktivieren Sie sanft und dynamisch zunächst die Zonen am rechten, dann am linken Fuß. Treffen Sie auf eine schmerzende Zone, wenden Sie an dieser Zone den sedierenden Arbeitsgriff an (Seite 9).
- Aktivieren Sie danach die Zone des Schultergürtels am Fußrücken und des Schultergelenks (Seite 93). Sedieren Sie wiederum deutlich schmerzende Zonen.
- Massieren Sie bei akuten Verspannungen der Schulter und des Nackens die Zonen des Schultergürtels etwas länger und intensiver.
- Aktivieren Sie dann die Zonen des Schultergelenks, des Ellbogengelenks (Seite 93) und des Ober- und

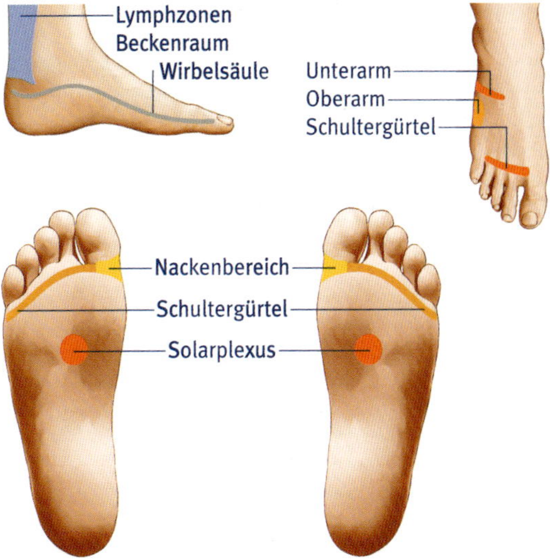

Unterarms zuerst am rechten, dann am linken Fuß. Wenn eine Zone deutlich schmerzt, sedieren Sie! (Bei Gelenkbeschwerden siehe auch Seite 40.)

- Setzen Sie danach an beiden Füßen gleichzeitig den Entspannungsgriff an den Reflexzonen des Solarplexus ein (Seite 10). Bleiben Sie einige Minuten lang mit sanftem Druck auf diesen Zonen und lösen Sie dann behutsam den Kontakt.
- Massieren Sie anschließend die Lymphzonen des Becken- und Bauchraums. Streichen Sie dazu einige Male sanft und rhythmisch vom Unterschenkel zum Knöchel, zuerst am rechten, dann am linken Fuß (Seite 17). Achten Sie darauf, dass Ihre Hände dabei möglichst viel Hautkontakt haben.
- Streichen Sie zum Abschluss die Füße aus: auf der Innenseite nach oben, auf der Außenseite nach unten.

Ohrenschmerzen und Ohrensausen

Schmerzen in den Ohren können verschiedene Gründe haben. Oft stecken Entzündungen im äußeren Gehörgang oder im Mittelohr dahinter. Sie verursachen meist Fieber und stark pulsierende Schmerzen. Eine akute Mittelohrentzündung wird durch Bakterien, Viren oder Schadstoffe hervorgerufen. Besonders häufig treten Ohrentzündungen im Kindesalter auf. Sie werden meist durch vergrößerte, chronisch entzündete Rachenmandeln (Polypen) oder Nebenhöhlen sowie durch chronische Infekte der oberen Luftwege verursacht.
Ohrensausen (Tinnitus) ist meist eine Folge von Kreislauferkrankungen, Verletzungen des Trommelfells oder Innenohrdefekten. Es können aber auch Vitamin- und Mineralstoffmangel oder psychische Belastungen zu Ohrensausen führen.
Die Reflexzonen-Massage unterstützt die energetische Gesamtversorgung.
Hinweis: Lassen Sie Ohrenschmerzen immer von einem Arzt abklären, da es bei einer falschen Versorgung auch zu Hörschäden kommen kann.

So gehen Sie vor

- Stellen Sie Kontakt zu den Füßen her und beginnen Sie die Massage mit einfühlsamen Streichungen.
- Massieren Sie anschließend die Zonen der Wirbelsäule. Aktivieren Sie sanft und dynamisch zunächst die Zonen am rechten, dann am linken Fuß. Treffen Sie auf eine schmerzende Zone, wenden Sie an dieser Zone den sedierenden Arbeitsgriff an (Seite 9).
- Aktivieren Sie sanft alle Zonen des Kopfbereichs sowie die Ohrenzonen. Achten Sie darauf, dass Sie bei den Ohrenzonen auch tatsächlich den gesamten Zehenbereich der 4. und 5. Zehe bearbeiten.

Hinweis: Bei einer Mittelohrentzündung dürfen Sie die Ohrenzonen ausschließlich sedierend behandeln!

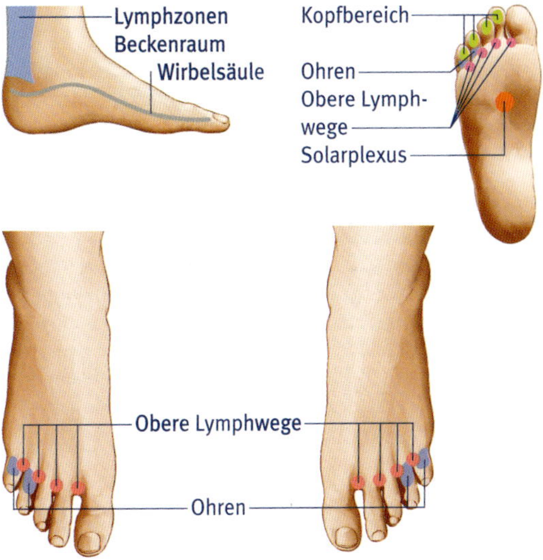

- Aktivieren Sie die Zonen der oberen Lymphwege, indem Sie mit Daumen und Zeigefinger die einzelnen Hautfalten zwischen den Zehen mit einem leichten Zangengriff massieren.
- Massieren Sie anschließend mit viel Hautkontakt die Lymphzonen des Becken- und Bauchraums. Streichen Sie dazu einige Male sanft und rhythmisch vom Unterschenkel zum Knöchel, zuerst am rechten, dann am linken Fuß (Seite 17).
- Setzen Sie danach an beiden Füßen gleichzeitig den Entspannungsgriff an den Reflexzonen des Solarplexus ein (Seite 10). Bleiben Sie einige Minuten lang mit sanftem Druck auf diesen Zonen und lösen Sie dann behutsam den Kontakt.
- Streichen Sie zum Abschluss die Füße aus: auf der Innenseite nach oben, auf der Außenseite nach unten.

Prostatabeschwerden

Die Prostata (Vorsteherdrüse) liegt unterhalb der Harnblase und umgibt den Anfang der männlichen Harnröhre. Sie hat die Form einer größeren Kastanie. Der Mittellappen kann sich im Alter durch eine hormonelle Verschiebung verdicken und dadurch die Harnröhre einengen. Etwa die Hälfte der über 50-jährigen Männer entwickelt eine derartige Prostatavergrößerung.
Wenn Bakterien über die Harnröhre einwandern oder mit dem Blut zur Prostata transportiert werden, kann diese sich entzünden. Anzeichen dafür sind vermehrter Harndrang, Schmerzen beim Wasserlassen und beim Stuhlgang sowie Fieber und auch Blutspuren im Urin. Mit der Reflexzonen-Massage harmonisieren Sie die energetische Gesamtversorgung im Beckenraum.
Hinweis: Gehen Sie bei Veränderungen der Prostata in jedem Fall zum Arzt!

So gehen Sie vor

- Stellen Sie Kontakt zu den Füßen her und beginnen Sie die Massage mit einfühlsamen Streichungen.
- Massieren Sie anschließend die Zonen der Wirbelsäule. Aktivieren Sie sanft und dynamisch zunächst die Zonen am rechten, dann am linken Fuß. Treffen Sie auf eine schmerzende Zone, wenden Sie an dieser Zone den sedierenden Arbeitsgriff an (Seite 9).
- Aktivieren Sie danach sanft die Nieren- und die Blasenzonen, zuerst am rechten, dann am linken Fuß. Wenn Sie auf eine Zone treffen, die schmerzhaft reagiert, dann setzen Sie wieder den sedierenden Arbeitsgriff ein.
- Aktivieren Sie nun die Hypophysenzone und, mit etwas mehr Druck, die Beckenzonen im Fersenbereich.
- Bearbeiten Sie anschließend sanft sedierend die Zonen der Beckenorgane: Hoden, Prostata sowie die Verbindung beider Zonen. Beginnen Sie an den

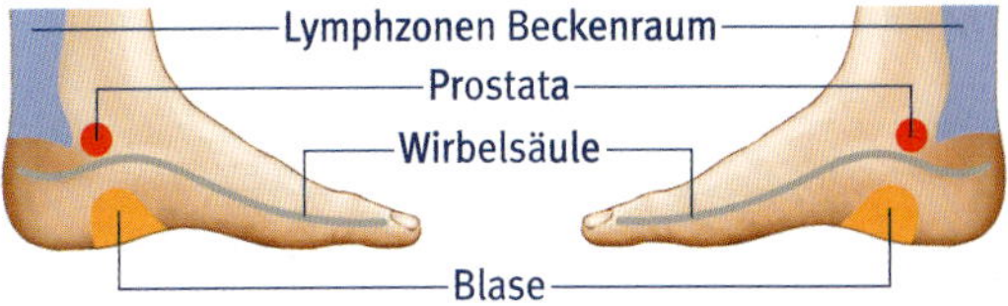

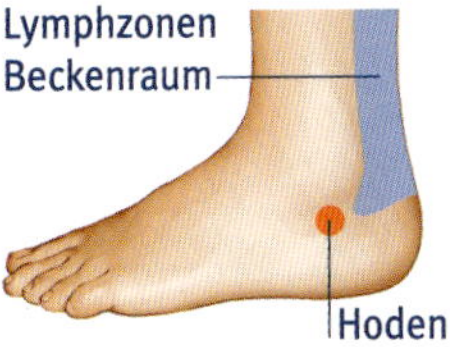

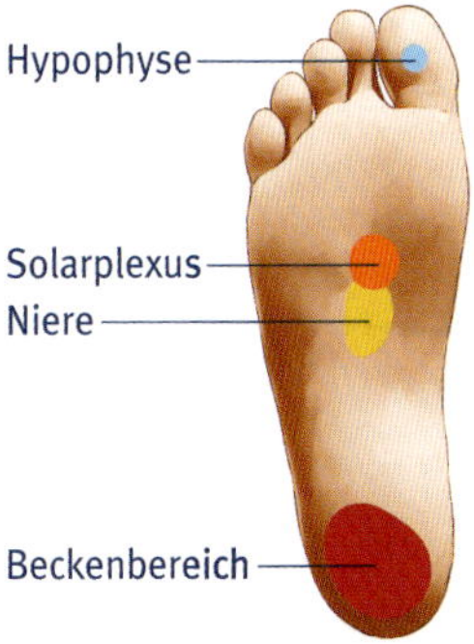

Außenknöcheln und arbeiten Sie sich Schritt für Schritt in Richtung Innenknöchel vor.
Reagiert die Zone der Prostata schmerzhaft, sedieren Sie diese so lange, bis der Schmerz abgeklungen ist.

- Setzen Sie danach an beiden Füßen gleichzeitig den Entspannungsgriff an den Reflexzonen des Solarplexus ein (Seite 10). Bleiben Sie einige Minuten lang mit sanftem Druck auf diesen Zonen und lösen Sie dann behutsam den Kontakt.
- Massieren Sie anschließend mit viel Hautkontakt die Lymphzonen des Becken- und Bauchraums. Streichen Sie dazu einige Male sanft und rhythmisch vom Unterschenkel zum Knöchel, zuerst am rechten, dann am linken Fuß (Seite 17).
- Streichen Sie zum Abschluss die Füße aus: auf der Innenseite nach oben, auf der Außenseite nach unten.

Rheumatische Beschwerden und Gicht

Bei Rheuma erkrankt das Bindegewebe in den Gelenken und im umgebenden Gewebe. In einem schleichenden Prozess schwellen zunächst die Gelenke an. Verläuft Rheuma chronisch, dann kommt es zu Schmerzen und zu charakteristischen Gelenkverformungen.
Gichtschmerzen treten oft in den Fingergelenken, Ellbogen und Kniegelenken auf, am häufigsten sind die Grundgelenke der Großzehen betroffen.
Zusätzlich zu einer medizinischen Therapie kann die Reflexzonen-Massage den Abbau sowie die Ausscheidung von belastenden Stoffen, etwa von Harnsäure anregen. Außerdem empfinden viele Rheumakranke die Schmerzlinderung durch die Massage als sehr positiv.

So gehen Sie vor

- Stellen Sie Kontakt zu den Füßen her und beginnen Sie die Massage mit einfühlsamen Streichungen.
- Massieren Sie anschließend die Zonen der Wirbelsäule. Aktivieren Sie sanft und dynamisch zunächst die Zonen am rechten, dann am linken Fuß. Treffen Sie auf eine schmerzende Zone, wenden Sie an dieser Zone den sedierenden Arbeitsgriff an (Seite 9).
- Aktivieren Sie zuerst rechts, dann links die Nackenzonen und die Zonen des Schultergürtels. Massieren Sie anschließend zuerst am rechten, danach am linken Fuß die Zone des Schultergürtels, des Schultergelenks, des Ellbogengelenks, des Ober- und Unterarms sowie die Zonen des Hüft- und Kniegelenks. Wenden Sie zunächst einen sanft aktivierenden Massagegriff an. Wenn eine Gelenkszone schmerzt, dann massieren Sie diese wieder sedierend!
- Aktivieren Sie anschließend die Zonen der oberen Lymphwege, indem Sie mit Daumen und Zeigefinger die einzelnen Hautfalten zwischen den Zehen mit einem leichten Zangengriff massieren.

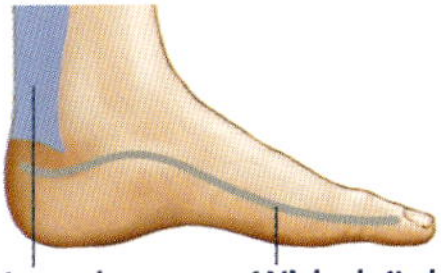

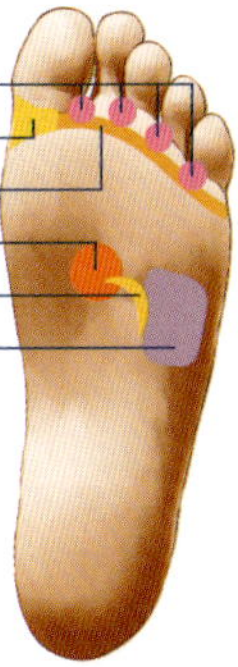

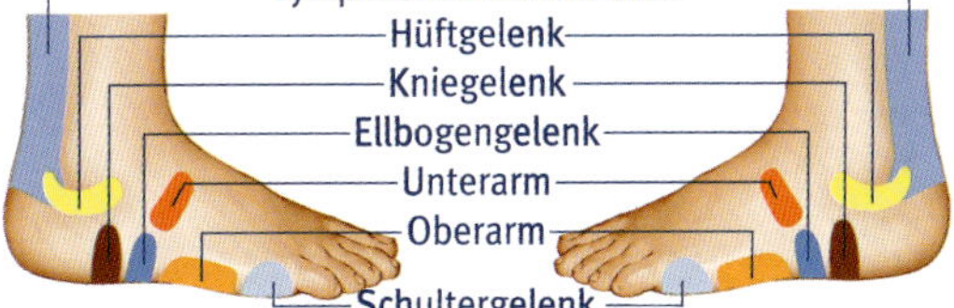

- Aktivieren Sie dynamisch zuerst am rechten, danach am linken Fuß die Zone der Nebenniere, anschließend am linken Fuß die Milzzone.
- Setzen Sie danach an beiden Füßen gleichzeitig den Entspannungsgriff an den Reflexzonen des Solarplexus ein (Seite 10). Bleiben Sie einige Minuten lang mit sanftem Druck auf diesen Zonen und lösen Sie dann behutsam den Kontakt.
- Massieren Sie anschließend die Lymphzonen des Becken- und Bauchraums. Streichen Sie dazu einige Male sanft und rhythmisch vom Unterschenkel zum Knöchel, zuerst am rechten, dann am linken Fuß (Seite 17). Achten Sie darauf, dass Ihre Hände dabei möglichst viel Hautkontakt haben.
- Streichen Sie zum Abschluss die Füße aus: auf der Innenseite nach oben, auf der Außenseite nach unten.

Rückenbeschwerden und Kreuzschmerzen

Meist entstehen die typisch ziehenden Schmerzen im unteren Rücken durch Zerrungen im Muskelansatz oder durch Wirbelverschiebungen, wenn dabei ein Nervenast eingeklemmt wird. Dadurch kann es zu Entzündungen kommen, und die Bewegung kann schmerzhaft eingeschränkt sein. Sie können einseitigen Belastungen der Rückenmuskulatur durch gezielte Ausgleichbewegungen vorbeugen (siehe Seite 70).
Auch seelische Spannungen, innere Konflikte oder unbewältigter Stress zeigen sich langfristig häufig in einer verhärteten Rückenmuskulatur. Dies kann zu chronischen Rückenschmerzen führen.
Viele Verspannungsbeschwerden entlang der Rückenmuskulatur lassen sich durch einfühlsame, sanfte Streichungen mit den Händen deutlich verbessern. Die Reflexzonen-Massage lockert Blockaden und lindert vor allem die Schmerzen.

So gehen Sie vor

- Stellen Sie Kontakt zu den Füßen her und beginnen Sie die Massage mit einfühlsamen Streichungen.
- Massieren Sie anschließend die Zonen der Wirbelsäule. Aktivieren Sie sanft und dynamisch zunächst die Zonen am rechten, dann am linken Fuß. Konzentrieren Sie sich dabei besonders auf die Bereiche der Lendenwirbelsäule sowie des Kreuz- und Steißbeins, also unterhalb der Innenknöchel bis in die Fersen (Seite 55). Treffen Sie auf eine schmerzende Zone, dann wenden Sie an dieser Zone wiederum den sedierenden Arbeitsgriff an (Seite 9).
- Massieren Sie die Zonen von Lenden- und Sakralbereich auf der Fußaußenseite bei akuten Rückenschmerzen sedierend.
- Bei Kreuzschmerzen, die bis in die Oberschenkel zie-

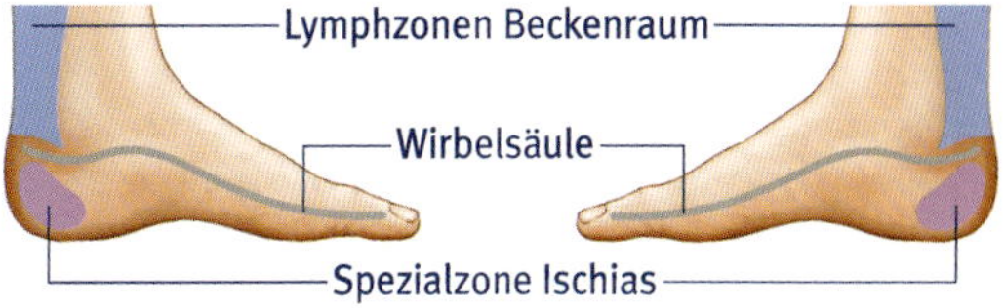

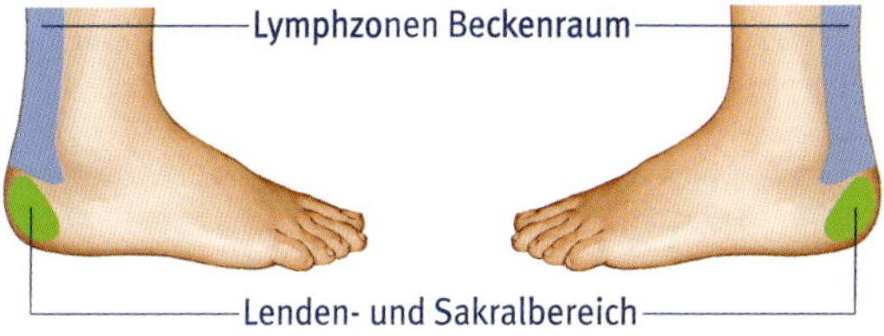

hen, sedieren Sie die Spezialzone Ischias auf der Fußinnenseite. In beschwerdefreien Zeiten können Sie diese Zonen auch sanft aktivieren.

- Setzen Sie danach an beiden Füßen gleichzeitig den Entspannungsgriff an den Reflexzonen des Solarplexus ein (Seite 10). Bleiben Sie einige Minuten lang mit sanftem Druck auf diesen Zonen. Verstärken Sie den Druck etwas, wenn der Massierte einatmet. Verringern Sie den Druck, wenn er ausatmet. Lösen Sie dann behutsam den Kontakt.
- Massieren Sie anschließend die Lymphzonen des Becken- und Bauchraums. Streichen Sie dazu einige Male sanft und rhythmisch vom Unterschenkel zum Knöchel, zuerst am rechten, dann am linken Fuß (Seite 17). Achten Sie darauf, dass Ihre Hände dabei möglichst viel Hautkontakt haben.
- Streichen Sie zum Abschluss die Füße aus: auf der Innenseite nach oben, auf der Außenseite nach unten.

SCHLAFSTÖRUNGEN

Laut Statistik leiden fast alle Menschen in Europa zeitweise unter Schlafstörungen. Kurzfristige Einschlaf- und Durchschlafstörungen sind völlig normal, wenn sich zum Beispiel der gewohnte Schlaf-Wach-Rhythmus, die Schlafumgebung oder die nächtliche Geräuschkulisse verändern. Länger andauernde Schlafstörungen dagegen sollten Sie sehr ernst nehmen.
Zu den häufigsten Ursachen zählen seelische Auslöser wie Sorgen, Ärger oder Depressionen. Auch körperliche Faktoren wie Schmerzen, häufiger Harndrang oder Hustenreiz können den Schlaf stören. Manchmal sind auch ein zu üppiges Essen vor dem Schlafengehen, Alkohol, Kaffee oder Nikotin schuld, wenn wir nicht gut einschlafen oder durchschlafen können.
Am besten praktizieren Sie die Reflexzonen-Massage unmittelbar vor dem Schlafen. Denn viele Menschen schlafen schon während des Entspannungsgriffs am Solarplexus ein.

So gehen Sie vor

- Stellen Sie Kontakt zu den Füßen her und beginnen Sie die Massage mit einfühlsamen Streichungen.
- Kneten Sie zunächst mit leichtem Druck das Fußgewebe und lockern Sie mit sanften Dehnbewegungen die Fußgelenke.
- Massieren Sie anschließend die Zonen der Wirbelsäule. Aktivieren Sie sanft und dynamisch zunächst die Zonen am rechten, dann am linken Fuß. Treffen Sie auf eine schmerzende Zone, wenden Sie an dieser Zone den sedierenden Arbeitsgriff an (Seite 9).
- Aktivieren Sie danach sanft die Kopfzonen auf den Zehen des rechten und des linken Fußes.
- Nehmen Sie sich nun einige Minuten Zeit für die sanfte Massage aller Zehenkuppen. Sie können diese mit beiden Händen gleichzeitig massieren.

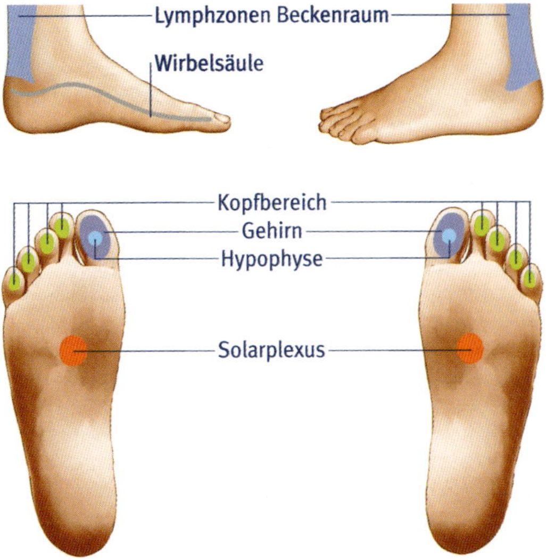

- Setzen Sie danach an beiden Füßen gleichzeitig den Entspannungsgriff an den Reflexzonen des Solarplexus ein (Seite 10). Verstärken Sie sanft den Druck, wenn der Massierte einatmet. Verringern Sie den Druck, wenn er ausatmet. Diese Massagetechnik harmonisiert den Atemrhythmus und wirkt zusätzlich entspannend. Lösen Sie nach einigen Minuten behutsam den Kontakt.
- Massieren Sie anschließend die Lymphzonen des Becken- und Bauchraums. Streichen Sie dazu einige Male sanft und rhythmisch vom Unterschenkel zum Knöchel, zuerst am rechten, dann am linken Fuß (Seite 17). Achten Sie darauf, dass Ihre Hände dabei möglichst viel Hautkontakt haben.
- Streichen Sie zum Abschluss die Füße aus: auf der Innenseite nach oben, auf der Außenseite nach unten.

SCHNUPFEN UND HUSTEN

Ein Schnupfen oder Husten beginnt meist damit, dass die Mund-, Nasen- und Rachenschleimhäute gereizt sind oder sich entzünden. Dauert der Schnupfen länger, kann sich die Entzündung in die Nasennebenhöhlen ausbreiten. Gehen Sie in diesem Fall zum Arzt!
Schnupfen und Husten können viele Ursachen haben, etwa Virusinfektionen oder allergische Reaktionen. Manchmal sind wir auch einfach nur »verschnupft« oder möchten »jemandem etwas husten«. Eine solche Grundstimmung und eine geschwächte Immunabwehr können auch eine Rolle spielen.
Wenn Sie die Reflexzonen-Massage schon bei den ersten Anzeichen einsetzen, können Sie Ihr Immunsystem kurzfristig so stärken, dass Sie von einem heftigen Husten oder Schnupfen verschont bleiben. Bei allergischem Schnupfen oder Husten wenden Sie das Massageprogramm für die »Allergischen Reaktionen« auf Seite 18 an.

So gehen Sie vor

- Stellen Sie Kontakt zu den Füßen her und beginnen Sie die Massage mit einfühlsamen Streichungen.
- Massieren Sie anschließend die Zonen der Wirbelsäule. Aktivieren Sie sanft und dynamisch zunächst die Zonen am rechten, dann am linken Fuß. Treffen Sie auf eine schmerzende Zone, wenden Sie an dieser Zone den sedierenden Arbeitsgriff an (Seite 9).
- Aktivieren Sie danach die Kopfzonen auf den Zehen des rechten und linken Fußes.
- Aktivieren Sie auf den Großzehen des rechten und linken Fußes die Zonen von Mund, Nasen- und Rachenraum, um die Schleimhäute und die Ausscheidung von Sekret anzuregen. Bei starkem Schnupfen oder bei Hustenanfällen sedieren Sie diese Zonen.
- Aktivieren Sie nun sanft die Zonen der Bronchien in den Furchen der Mittelfußknochen!

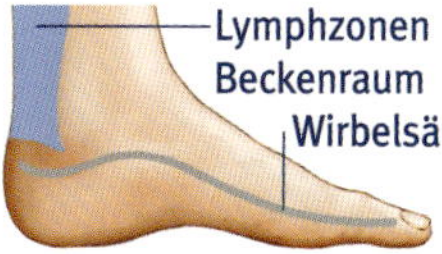

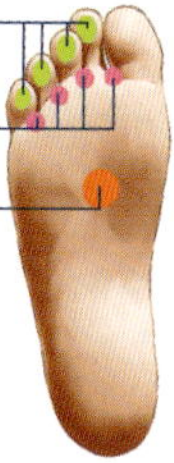

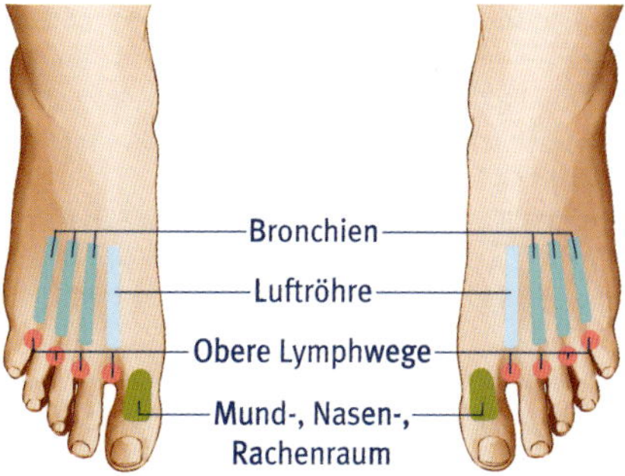

- Massieren Sie anschließend die Zonen der oberen Lymphwege, indem Sie mit Daumen und Zeigefinger die einzelnen Hautfalten zwischen den Zehen mit einem leichten Zangengriff aktivieren.
- Setzen Sie danach an beiden Füßen gleichzeitig den Entspannungsgriff an den Reflexzonen des Solarplexus ein (Seite 10). Bleiben Sie einige Minuten lang mit sanftem Druck auf diesen Zonen und lösen Sie dann behutsam den Kontakt.
- Massieren Sie anschließend mit viel Hautkontakt die Lymphzonen des Becken- und Bauchraums. Streichen Sie dazu einige Male sanft und rhythmisch vom Unterschenkel zum Knöchel, zuerst am rechten, dann am linken Fuß (Seite 17).
- Streichen Sie zum Abschluss die Füße aus: auf der Innenseite nach oben, auf der Außenseite nach unten.

Stress und Nervosität

Stress ist eigentlich positiv, denn er setzt Energien frei. So genannte Stresshormone versetzen den Körper in Alarm- und Aktionsbereitschaft. Fehlen die Möglichkeiten, die freigesetzte Energie entsprechend umzusetzen und auszuleben, dann ist das Verhältnis von Spannung und Entspannung, von Aktivität und Ruhe gestört. Es entstehen Dauerstress, innere Unruhe und Nervosität. Die vegetative Steuerung des Organismus wird dadurch belastet. In der Folge kann es zu organischen Beschwerden kommen, etwa einem nervösen Magen oder einem stolpernden Puls.
Reflexzonen-Massage hilft dem vegetativen Nervensystem, sich zu regenerieren. Durch die Massage werden Sie innerlich ruhiger, bleiben gelassen und entspannen sich.

So gehen Sie vor

- Stellen Sie Kontakt zu den Füßen her und beginnen Sie die Massage mit einfühlsamen Streichungen.
- Massieren Sie anschließend die Zonen der Wirbelsäule. Aktivieren Sie sanft und dynamisch zunächst die Zonen am rechten, dann am linken Fuß. Treffen Sie auf eine schmerzende Zone, wenden Sie an dieser Zone den sedierenden Arbeitsgriff an (Seite 9).
- Aktivieren Sie danach sanft die Kopfzonen auf den Zehen des rechten und des linken Fußes. Nehmen Sie sich einige Minuten Zeit für die sanfte Massage aller Zehenkuppen.
- Bearbeiten Sie anschließend die Zonen der oberen Lymphwege, indem Sie mit Daumen und Zeigefinger die einzelnen Hautfalten zwischen den Zehen mit einem leichten Zangengriff massieren.
- Aktivieren Sie nun etwas kräftiger die Zonen von Nacken und Schultergürtel auf den Fußsohlen.
- Setzen Sie danach an beiden Füßen gleichzeitig den Entspannungsgriff an den Reflexzonen des Solar-

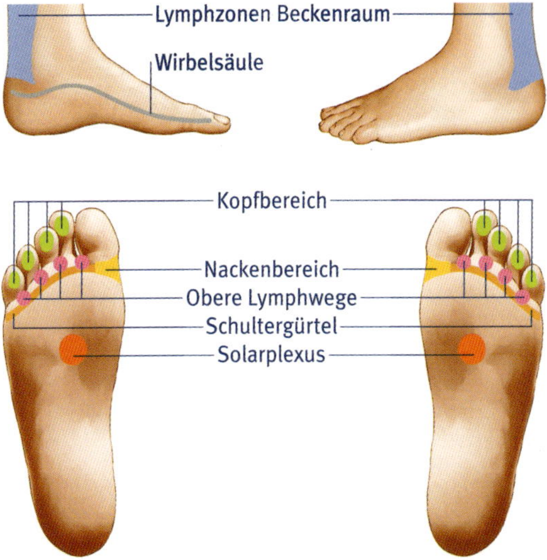

plexus ein (Seite 10). Bleiben Sie drei bis fünf Minuten lang mit sanftem Druck auf diesen Zonen.

- Verstärken Sie nun sanft den Druck, wenn der Massierte einatmet. Verringern Sie den Druck wieder, wenn er ausatmet. Diese Massagetechnik unterstützt die entspannende Wirkung über eine tief greifende Atemregulation. Arbeiten Sie damit weitere drei bis fünf Minuten, bevor Sie den Kontakt wieder behutsam lösen.
- Massieren Sie anschließend mit viel Hautkontakt die Lymphzonen des Becken- und Bauchraums. Streichen Sie dazu einige Male sanft und rhythmisch vom Unterschenkel zum Knöchel, zuerst am rechten, dann am linken Fuß (Seite 17).
- Streichen Sie zum Abschluss die Füße aus: auf der Innenseite nach oben, auf der Außenseite nach unten.

Verdauungsprobleme

Es gibt viele Formen von Verdauungsstörungen. Solange die Verdauung gut funktioniert, ist Stuhlgang einmal pro Tag normal. Kommt es allerdings zu Verstopfung, kann dies an falscher Ernährung, einer schlecht funktionierenden Darmtätigkeit oder an psychischen Problemen liegen. Das Wichtigste aber ist: Bewegen Sie sich, denn Ihr Darm will bewegt werden!
Leiden Sie im Rahmen einer infektiösen Erkrankung an Durchfall, sollten Sie zum Arzt gehen. Manchmal gehört Durchfall aber zu einem Selbstreinigungsprozess des Körpers. Dann sollten Sie diesen Vorgang nicht gleich mit Kohletabletten oder ähnlichen Medikamenten stoppen. Trinken Sie aber viel Mineralwasser, Kräutertees oder Elektrolytmischungen aus der Apotheke, um den Elektrolythaushalt in Ordnung zu bringen.
Reflexzonen-Massage kann bei Verstopfung über die aktivierenden Impulse an den Darmzonen sehr hilfreich sein. Bei leichtem Durchfall aktiviert die Massage die Darmzonen ebenfalls, damit die Darmschleimhäute sich besser regenerieren können.

So gehen Sie vor

- Stellen Sie Kontakt zu den Füßen her und beginnen Sie die Massage mit einfühlsamen Streichungen.
- Massieren Sie anschließend die Zonen der Wirbelsäule. Aktivieren Sie sanft und dynamisch zunächst die Zonen am rechten, dann am linken Fuß. Sedieren Sie schmerzende Zonen (Seite 9).
- Massieren Sie danach die Zonen des Magens, des Zwölffingerdarms und der Bauchspeicheldrüse, zuerst am rechten Fuß, dann am linken Fuß. Sedieren Sie die Zone, wenn sie schmerzt.
- Aktivieren Sie die Leberzone und die Zone der Gallenblase am rechten Fuß, dann die Zone der Milz am linken Fuß. Sedieren Sie schmerzende Zonen.

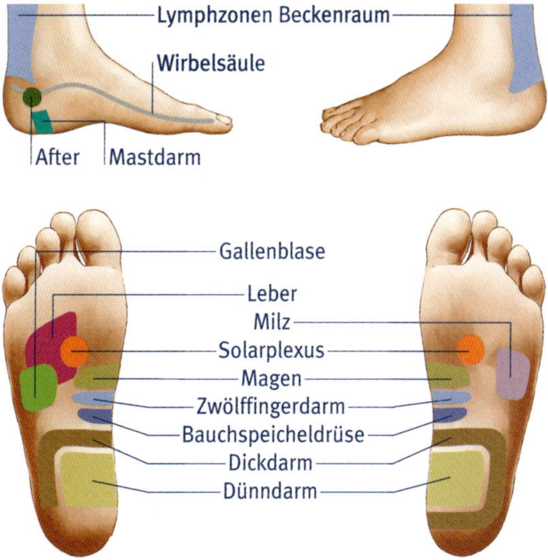

- Massieren Sie nun die Zonen von Dünndarm, Dickdarm, Mastdarm und After, zuerst am rechten, dann am linken Fuß. Sedieren Sie schmerzhafte Zonen.
- Setzen Sie danach an beiden Füßen gleichzeitig den Entspannungsgriff an den Reflexzonen des Solarplexus ein (Seite 10). Bleiben Sie einige Minuten lang mit sanftem Druck auf diesen Zonen und lösen Sie dann behutsam den Kontakt.
- Massieren Sie anschließend die Lymphzonen des Becken- und Bauchraums. Streichen Sie dazu einige Male sanft und rhythmisch vom Unterschenkel zum Knöchel, zuerst am rechten, dann am linken Fuß (Seite 17). Achten Sie darauf, dass Ihre Hände dabei möglichst viel Hautkontakt haben.
- Streichen Sie zum Abschluss die Füße aus: auf der Innenseite nach oben, auf der Außenseite nach unten.

WECHSELJAHRSBESCHWERDEN

In den Wechseljahren (Klimakterium) verändert sich der Hormonhaushalt der Frau. Die Aktivität der Eierstöcke lässt allmählich nach, und es wird weniger Östrogen produziert. Dieser relative Östrogenmangel führt häufig zu den bekannten vegetativen Beschwerden, wie Stimmungsschwankungen und Schweißausbrüche, denen unangenehme Kälteschauer folgen.
Im Klimakterium ist eine Frau oft psychisch labiler, nervöser und reizbarer als vorher. Außerdem leidet sie häufiger an Schwindelgefühlen und Schlafstörungen, an Hitzewallungen und innerer Unruhe.
Diese und andere belastende Begleiterscheinungen der Wechseljahre können Sie mit einer regelmäßigen Reflexzonen-Massage günstig beeinflussen.

So gehen Sie vor

- Stellen Sie Kontakt zu den Füßen her und beginnen Sie die Massage mit einfühlsamen Streichungen.
- Massieren Sie anschließend die Zonen der Wirbelsäule. Aktivieren Sie sanft und dynamisch zunächst die Zonen am rechten, dann am linken Fuß. Treffen Sie auf eine schmerzende Zone, wenden Sie an dieser Zone den sedierenden Arbeitsgriff an (Seite 9).
- Massieren Sie quer über den Fußrücken aktivierend die Zonen von Brust- und Bauchraum, zuerst am rechten, dann am linken Fuß.
- Aktivieren Sie die Zonen der Hypophyse an beiden großen Zehen, zuerst links, dann rechts.
- Aktivieren Sie mit etwas kräftigerem Druck die Beckenzonen im Fersenbereich der Fußsohlen.
- Arbeiten Sie mit einem sanft aktivierenden Griff über die Zonen der Beckenorgane: Eierstöcke, Eileiter und Gebärmutter, zuerst am rechten, dann am linken Fuß. Beginnen Sie an den Außenknöcheln und arbeiten Sie sich Schritt für Schritt in Richtung Innen-

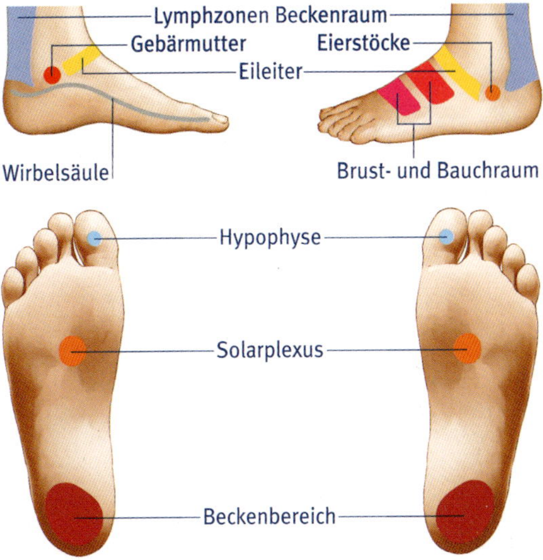

knöchel vor. Treffen Sie auf eine schmerzende Zone, wenden Sie an dieser Zone wieder den sedierenden Arbeitsgriff an (Seite 9).

- Setzen Sie danach an beiden Füßen gleichzeitig den Entspannungsgriff an den Reflexzonen des Solarplexus ein (Seite 10). Bleiben Sie einige Minuten lang mit sanftem Druck auf diesen Zonen und lösen Sie dann behutsam den Kontakt.
- Massieren Sie anschließend die Lymphzonen des Becken- und Bauchraums. Streichen Sie dazu einige Male sanft und rhythmisch vom Unterschenkel zum Knöchel, zuerst am rechten, dann am linken Fuß (Seite 17). Achten Sie darauf, dass Ihre Hände dabei möglichst viel Hautkontakt haben.
- Streichen Sie zum Abschluss die Füße aus: auf der Innenseite nach oben, auf der Außenseite nach unten.

Zum Nachschlagen

Die Reflexzonen im Überblick

Rechte und linke Fußsohle (1)

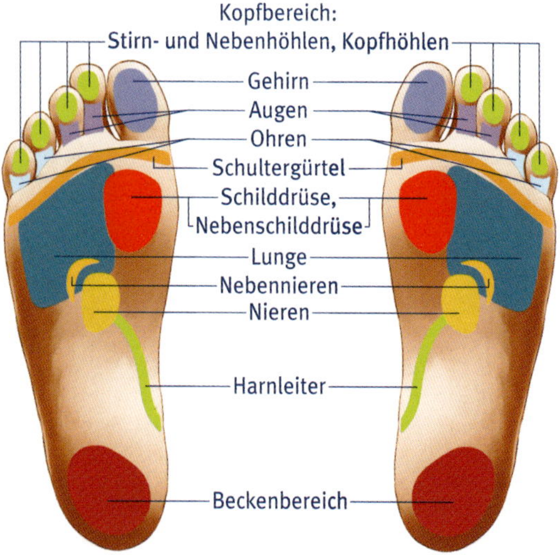

Rechte und linke Fußsohle (2)

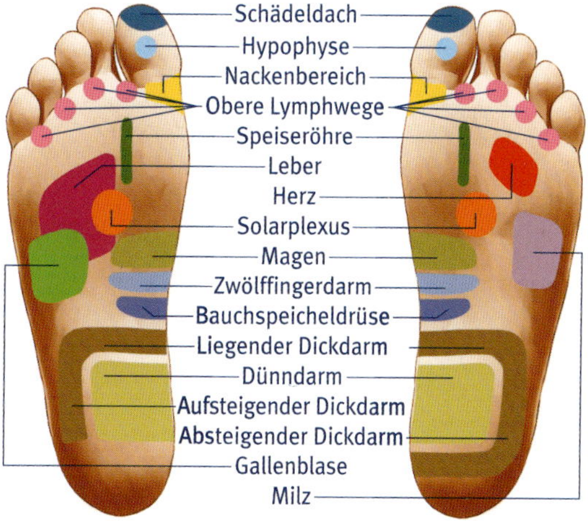

Rechter und linker Fußrücken

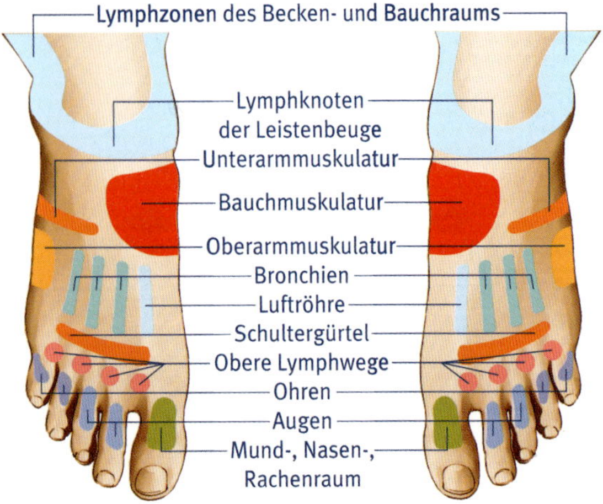

Fußinnen- und Fußaußenseite

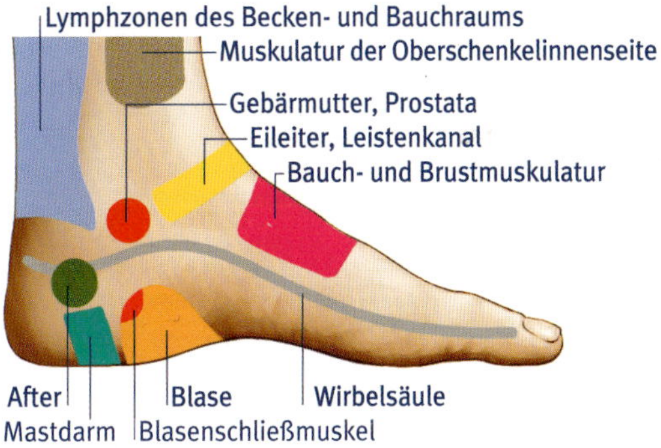

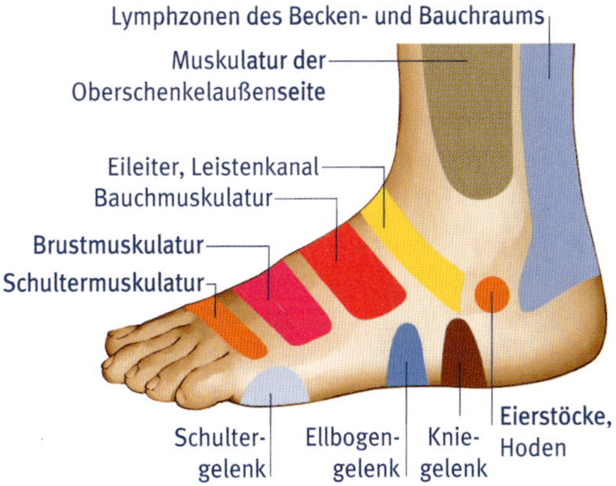

Bücher, die weiterhelfen

Diamond, John: *Der Körper lügt nicht*; VAK Verlag
Gensler, Petra: *Kinesiologie*; Gräfe und Unzer Verlag (Buch mit CD)
Ingham, Eunice D.: *Geschichten, die die Füße erzählen*; Drei Eichen Verlag
Langen, Prof. Dr. med. Dietrich: *Autogenes Training*; Gräfe und Unzer Verlag
Schutt, Karin: *Massagen. Wohltat für Körper und Seele*; Gräfe und Unzer Verlag
Trökes, Anna: *Yoga. Mehr Energie und Ruhe*; Gräfe und Unzer Verlag (Buch mit CD)
Wagner, Franz: *Reflexzonen-Massage*; Gräfe und Unzer Verlag (Ratgeber Gesundheit)
Wagner, Franz: *GU Kompass Akupressur*; Gräfe und Unzer Verlag
Wagner, Franz: *Akupressur. Heilung auf den Punkt gebracht*; Gräfe und Unzer Verlag

Adressen, die weiterhelfen

Bund deutscher Heilpraktiker e.V.
Südstr. 11
48321 Warendorf
www.bdh-online.de

Zentralverband der Ärzte für Naturheilverfahren und Regulationsmedizin e.V.
Promenadeplatz 1
72250 Freudenstadt
www.zaen.org

Österreich:
Academy of Reflexology Austria
Achsengraben 12
4230 Pregarten
www.reflexology.at

Österreichische Gesellschaft für Ganzheitliche Medizin
Gablenzgasse 7
1150 Wien
www.homoeopathie.at

Vitalisierungspflaster, die auch über die Reflexzonen wirken, erhalten Sie bei:
H&S Vita AG
6923 Lauterach
Tel.: 0043/5577/62320
E-Mail: hs.vita@vol.at

Schweiz:
Schweizerischer Verband für Fußreflexzonen-Massage (SVFM)
Kappelenring 22 c
3032 Hinterkappelen
www.fussreflexzonenmassage.ch

Verband der diplomierten Masseure der Schweiz (VDMS)
Postfach 4242
5001 Aarau
www.vdms.ch

Links, die weiterhelfen

www.meine-gesundheit.de

Ganzheitliche Therapeuten und Therapie im Internet:
www.therapeuten.de

Heilpraktiker- und Therapeutenverzeichnis »Natürlich gesund in der Schweiz«: www.gesund.ch

Register

IMPRESSUM

Redaktionsleitung: Ulrich Ehrlenspiel
Redaktion: Silvia Herzog
Lektorat: Petra Kunze
Gestaltung: independent Medien-Design GmbH, München
Produktion: Gloria Pall
Illustrationen: Deutscher Infografikdienst, Berlin
Fotos: U1: Mauritius/Botanica
U4: GU (N. Olonetzky)
Satz: Filmsatz Schröter GmbH, München
Druck und Bindung: Ludwig Auer GmbH, Donauwörth

ISBN (10) 3-7742-7109-7
ISBN (13) 978-3-7742-7109-8

Auflage	5.	4.	3.	2.	1.
Jahr	2010	09	08	07	06

GRÄFE UND UNZER

Ein Unternehmen der
GANSKE VERLAGSGRUPPE